# 因為愛，我存在

蕭正儀——著
高依——繪

一個癌症病人心情故事與
一個亞斯伯格症青少年心靈圖畫

# 信心合作是治療關鍵

台北榮總血液腫瘤科主任／曾成槐

正儀很不幸的，在四十多歲的年齡竟然罹患了「多發性骨髓瘤」，但又很幸運的，在這個病目前教科書上並沒有治癒說法的今天，再過一些日子，幾乎可說是已經治癒了，可以過著正常人的生活。

「多發性骨髓瘤」，是一種血液中漿細胞不正常增生的一種惡性腫瘤。因為骨髓瘤細胞的大量增生，侵犯骨髓與骨質，產生溶骨性改變；並壓制骨髓的正常造血功能，導致全血球不足，即紅白血球和血小板數都明顯下降；臨床上出現貧血、容易感染和出血傾向。同時產出大量不正常的球蛋白，影響正常免疫球蛋白的生成，使患者更容易感染細菌與病毒；

而不正常球蛋白或其他多肽鏈亞單位（輕鏈）經由尿液排出過程堆積在腎小管，常導致腎功能受損。

正儀發病時，先發現她除了貧血、蛋白尿，在腎臟切片照X光時又發現骨頭有多處空洞，經後續追蹤做核磁共振等多種項目，又發現另有多處空洞，始做骨髓切片及多種檢查後確診為「多發性骨髓瘤」第三期。當她確診時，脊椎骨已多處受損，幾乎躺在床上不能動彈。

「多發性骨髓瘤」多發生於六十歲以上的老人，正儀可說是榮總最年輕的病例，因此醫療團隊積極投入治療，首先為她訂做背架，防範病理性骨折，並用標靶化療藥物注射及專門治療此病的口服藥賽德膠囊，經過三個月的治療後，已經可以行走，骨髓檢查並沒有檢出殘存壞細胞，開始準備做自體周邊血幹細胞移植，也就是從血液中先行篩出造血幹細胞予以冷凍保存，之後再行移植輸回給自己，這個移植之前，要先做完超高劑量化療，摧毀全身所有可能的癌細胞，再將自己先前預存的造血幹細胞輸回給自己，重新建構自己的造血系統。

自體移植後，我們接續投予口服藥，並每三個月做一次骨髓切片，密切觀察變化，就在自體移植剛滿一年，我親自幫她做切片抽取檢驗，發現了有漿細胞不正常增生的芽細胞，乃緊急通知她住院，商量後續治療。經過醫療團隊與病人及其家屬的討論，因為正儀還年輕，有體力可以應付治療，我們決定朝治癒的方向邁進。「多發性骨髓瘤」完全治癒必須靠異體移植，也就是接受別人的正常周邊血幹細胞移植輸入到她體內，減少復發增加痊癒的機會。

這一次的治療，我們規劃先做標靶化療後做一次自體移植，再跟著做異體移植；但是這一次的自體移植，因為正儀貯存的幹細胞數量不足，因此放棄而直接做異體移植。做異體移植之前需要配對，但因為正儀沒有家人可捐贈幹細胞，就由榮總跟慈濟骨髓捐贈中心合作進行配對，期間有三個捐贈者六對基因配對完全吻合，但又臨時不願意捐，直到第四個人只有四對基因符合，可是他願意捐，經過醫療評估，移植物反宿主疾病（GVHD）機會可能大一點，但這是唯一的希望，決定立即為正儀做移植。

因為正儀已超過四十五歲，異體移植危險性較大，但是我們必須把握這次機會尋求根治。我們做的是移植前正規化學治療劑量，並再度確認正儀的骨髓是在完全緩解狀態，沒有檢出殘餘壞細胞，才為她做超高劑量的化療與全身放射性治療，摧毀原先的免疫造血系統，再重新建構全新的來自別人的免疫造血系統，至今已達異體移植後三十個月無病存活。

這個過程中病患承受的是一般人無法想像的精神上的、生理上的壓力。所幸，我們憑著團隊經驗全力診治，隨時待命服務，正儀更是一直憑著她的基督徒信仰，充滿樂觀與希望，與醫療團隊高度合作，很幸運整個過程都能化險為夷，而有今天的成果。現在她已不需要服用移植後的抗免疫藥物，只需要定期追蹤，這是相當不錯的結果。

十幾年前，「多發性骨髓瘤」幾乎是無可治癒的，但是現在我們躬逢醫療興盛時代，新的研究與藥物不斷問世，醫療團隊也愈發有經驗，我們的目標已從將「多發性骨髓瘤」延緩為慢性病而朝向治癒更邁進一步。

從事醫療工作近四十年，我深深感到，雖然科技日新月異，但最重要的除了醫療團隊要努力突破現況外，還需要病人及其家屬願意相信醫療團隊，滿懷信心與盼望，全力合作配合，才能為癌症創造治癒佳績，締造健康的高品質生活。正儀就是這樣一個團隊努力與病人配合而成功的最佳案例。

# 愛的永恆力量

中華骨髓移植關懷協會理事長／黃寶珠

想起那日，因為協會主辦骨髓移植病友遊覽宜蘭的活動，我首次認識了惠生、正儀夫婦。當時因為正儀正在康復中無法在清晨起來集合，所以他們沒有跟協會一起搭乘遊覽車，而是自行開車跟我們會合。

午餐時初次相見，我極力想讓他們融入協會的關懷活動，其實根本不用我擔心，在他們心中，有一股愛的力量和熱忱，那是對生命的熱愛，而延伸出對徘徊生死邊緣中之病友的關愛；這份愛，帶動他們極容易地跟我們融合在一起，宛若一家人。

那次，我想要跟他們有更多的交談，就坐入惠生開的車，談及協會的使命感與業務，其目的乃是要讓病友及家屬走出病痛的折磨與對治療的恐懼，轉黑暗為光明，走出傷痛得到喜樂平安，重獲新生，身心靈得到真正的健康。雖然旅程匆促，但因著我們有共同的目標與希望，使我們很快地打開了陌生的藩籬，彷彿早就熟識般，成為攜手努力的最好夥伴。

因著心中想要更多了解他們，所以那次旅遊回家後，我即刻從好消息電視台「真情部落格」節目的網站中，找到了正儀受訪的專輯。她一生高低起伏的歷程，對生命之愛的真誠與執著，都令我非常感動，我相信我們會相遇，實在不是出於偶然，而是神早已預先安排好的。

我又看了正儀著作中的《當憂鬱症遇見癌症》，這本書是她在接受自體周邊血幹細胞移植後所寫的，這本書讓我想起了聖經詩篇七十三篇二十六節中說道：「我的肉體、和我的心腸衰殘，但神是我心裡的力量、又是我的福分、直到永遠。」惠生、正儀夫婦的生命歷程，見證了這一件事情；因他們有著美好的榮耀盼望，所以再大的苦難，不能將他們擊倒。

緊接著，我把正儀的這本書分享給醫護人員及病友，盼望喚起許多人對疾病積極正面的心態，更有信心衝出生命中的難關，找到希望。慢慢的，我們有越來越多的接觸，他們夫婦也一同參與協會的感恩音樂會等許多撫慰人心的活動；正儀更是成為我們的志工，幫助關懷跟她同樣疾病，並要接受移植的病患，讓許多病友的心情大受鼓舞。

看著正儀一天天康復，散發著愛與希望，不斷地去幫助病友，我相信這不是她能做的，而是有一位創造萬有的神，愛我們的主，因著祂的愛給了我們力量，能夠去愛神並愛人，不受時間與空間限制——永恆的愛。

本書是正儀做異體周邊血幹細胞移植，在治療過程中的心情故事，這些故事引領我們在面對困難環境時，要有另一種充滿愛與希望的思考，把我們帶入光明的領域；再加上被診斷為亞斯伯格症的高依所畫的插畫，圖文並茂，表面上是軟弱病人的結合，實際上是堅強的生命見證，見證他們所信仰的這位神，能夠帶領他們突破一切難關，謳歌出生命光明的樂章，讓許多人找到信心與希望。因此盼望這本書，能夠幫助在歷經生命困境的人，得到鼓舞與力量。

# 天上落入凡間的星星

財團法人中華民國自閉症基金會執行長／劉增榮

台灣的精神疾病是依據美國精神醫學會修訂診斷手冊DSM－5版（Diagnostic and Statistical Manual of Mental Disorders V）來診斷的，DSM是一個有關精神異常診斷的標準手冊和引導研究，不只是美國醫師診斷精神疾病的重要參考，也被各國醫師視同「聖經」；二〇一三年五月美國精神醫學會已經以「自閉症類疾患」（autism spectrum disorder，簡稱ASD）來稱呼這一類從輕到重的疾病。

「自閉症類疾患」五項行為特徵（Leo Kanner, 1943）：

一、極端缺乏和他人的情感接觸；

二、對日常生活或活動或環境強烈地要求同一性；

三、對某些物品有特殊偏好，且以極佳的精細動作操弄這些物品；

四、沒有語言，或雖有語言，但其語言似乎不是用來人際溝通；

五、呈現聰明沈思的外貌，保留良好認知潛能，有語言者以極佳記憶力表現，未具語言者，常在操作測驗表現其潛能。

其中，因為刪除亞斯伯格症的診斷標準，所以增訂「干擾性情緒失調症」（Disruptive Mood Dysregulation Disorder，簡稱ＤＭＤＤ）。同時，將經常壞脾氣、長大有憂鬱症傾向的病童歸入此類，這和自閉症類疾患是不一樣的疾病診斷標準。因此，在醫界、教育界及社福界已經沒有亞斯伯格症這個名稱，只是在一般的用語上暫時將他們歸類到輕度、高功能自閉症者過渡期的稱呼。我認為隨著時間的轉移，慢慢地就會淡化亞斯伯格症這個名稱了。

另一分面，從輕度高功能自閉症者的症狀來看，長期的觀察他們是屬於線性思考模式的人，他們說話與行為表達是直線思考的方式，在和人家溝通、說話上屬於直接陳述他們看到事情的事實，不會拐彎抹角，也不會修飾自己的言詞，所以會讓人覺得他們不懂得社會秩序、不懂人情世故的感覺，例如到人家家裡作客，主人禮貌性的問：「要喝甚麼？」，他會很直接地說：「我要喝珍珠奶茶。」

在行為方面也不會修飾或是掩飾自己要表達的目的，因此很容易讓人看出他們的行為動機。曾經有一位自閉症的學生在學校班級球類對抗，兩軍交火戰況激烈，自閉症的學生無端替對方加油，惹得班上的同學對他火冒三丈視他為間諜叛徒，查明原因是因為他喜歡隔壁班的女生，結果讓大家啼笑皆非。

因此，從他們說話及行為是屬於直線思考的模式來看，我們只要多一些觀察，多一些關心就很容易了解輕度高功能自閉症者。

高依在小學六年級時被診斷有自閉症狀，她內心有一個用語言文字難以無法表達的世界，幸虧還能以繪畫來傳達一些心中的想法。從被二次誤診到確診為亞斯伯格，直到現在高中一年級才漸漸在人際關係上有進步，終於看到高依敢雙眼直視周圍的人，孤獨的特質也慢慢改善中。回想當時媽媽發現女兒有點「不一樣」，到最後確診發現是亞斯伯格。媽媽說，獲知這個訊息時，很無望，也很茫然，這樣一路走來的心路歷程外界很難理解。

高依擁有美術天賦，她開過畫展，擅長顏色單一的素描與彩色筆，作品層次分明，色調簡單。安靜的外表下，很難看出她是亞斯伯格（高功能自閉症）患者。媽媽心疼的說，她腦中不會「轉彎」，不懂得他人的「暗示」，這種因亞斯伯格導致的性格，讓女兒常和外界產生衝突，甚至被人指責家教不好，媽媽也感到相當挫折。

在學校中，我遇到了高依的老師，他告訴我：高依表現和其他同學一樣，沒有哪位老師認為她需要「特殊待遇」，如果一定要說出高依的「特殊之處」，那就是：高依「特別」認真，高依對繪畫太認真了……。

我們的孩子，有他的長處，也有不足之處；身為父母，要好好教導孩子，具有正確的態度，讓孩子能夠更順利一些，更快樂一些……。

罹患自閉症的原因不明，且機率低於百分之一，患者除社交障礙外，外表與常人無異；因為過度固執，反能開創出一片天。台安醫院心身醫學暨精神科主任許正典，以「天上落入凡間的星星」形容自閉症者。他說，患者常因堅持、思維迴異，反能跳脫框架，尤其在藝術領域有顯著成就。如何幫助「落入凡間的星星」脫離心靈綑綁的枷鎖，走出禁錮的靈魂，是現在特殊教育最重要的工作之一！

高依已十五歲。媽媽雖知道有一天要放手，「但我珍惜這段日子，怕以後陪不到了。」家人就像自閉症患者輔具，適度陪伴有助緩和患者人際關係。許正典醫師說，自閉症患者因社交技巧不成熟，心智年齡僅達實際年齡的三成。但許正典說，家長也應對孩子「放下，而不是放棄」。

希望藉著本書的出版，讓更多這樣的孩子與家長，得到鼓勵與肯定。因為星星是有光的，是充滿盼望的。

# 生命感動生命，愛傳播愛

財團法人得榮社會福利基金會執行長／林秀華

她安靜的走到我面前，「嗨，秀華姐，還在忙麼？」我猛一抬頭，正儀站在我電腦桌前，笑嘻嘻的。這就是她，你總是看不出她正在經歷苦或痛。「最近寫的，還沒有出版喔，要不要看看阿？」她順手交給我一個檔案。

讀完正儀的新書《因為愛，我存在》心裡還是那句話：這就是她，你總看不出她正在經歷苦或痛。當她得了憂鬱症後，又得了癌症，得了癌症後憂鬱症好了，如今「多發性骨髓瘤」也可說是痊癒了。在那過程中，她確實經歷到人生許多的無奈，然而她見證，她沒有被打倒，反而生命越發精采，因為其中有愛。

誠然，沒有生過病，得過醫治的人，不會真正知道甚麼是得醫治。那不僅僅是一件人視為神蹟的事，不僅僅是件可喜可賀的事；那更是一個生命熬煉的過程，一個從不成熟到成熟的歷程。由於對生死議題不夠了解，人對死亡有時太畏懼，有時太浪漫；其實，面對生死大事，除了熱愛與堅持的勇氣，更需要真理，因為惟有真理能叫人坦然面對人生的終結。

正儀的故事，從過去到現在，最叫人動容的是她擁有一顆坦然的心，她是那樣自由自在，有著泰山崩於前而面不改色的從容。她書中的字裡行間，流露著一種高貴的情操，是出自她對永遠的認知，與對生命的堅持。而這對永遠的認知與對生命的堅持，來自她信仰的深處；透過有限、短暫、不可逆的時間資源，她知道她將換得永遠無限的生命價值。這是人生的大智慧，以有限換無限，以短暫換永恆。因此，她可以輕看許多至暫至輕的苦楚，甚至不吝與這些苦楚共存。

作為生命教育工作者，我心懷感恩，在今天這個「千錯萬錯只有我沒錯」的社會濁流裡，「因為愛我存在」的這股清泉，無疑將給許多苦澀的心靈，帶來幾許甘甜。正儀的生命所淬煉出的真善美，已不再是她個人的所有物，而是我們和她所共處這世代同有的資產。但願我們珍惜、寶愛、並將其發揚光大！讓生命感動生命，愛傳播愛。

# 癌症在那裡？自閉在那裡？

沈海濱

今早算是近淩晨罷，該作的反正也作不完，打開信箱看看準備休息了。接到惠生兄的來函，心中一驚。因為我們不是常常打電話問安，天天臉書見面的……。信不長，三言兩語，略帶微笑，有點歉意的告訴我，正儀「又」要出書了……。

讀完了寄來的三校稿，夜也半了。沉思片刻，書名下的不好。

一個癌症病人心情故事與一個自閉症青少年心靈圖畫

## 癌症在那裡？自閉在那裡？

這裡有兩幅很柔細，又剛烈的故事。你用心去細讀故事背後的圖畫和圖畫背後的故事，你會同意我的看法。科學進步到了廿一世紀，我們對自己，對身邊的「人」的認知，還是相當茹毛飲血。這本書的題目很搶眼，但是請你不要在這裡尋找「勵志」，請你不要在這裡探索「同情」，這裡沒有「勇氣」，這裡也沒有「偉大」。這裡只有兩個活生生的人，這兩個人一大一小既不是英雄，也沒有一步一腳印。這兩個人就住在你的對門，只是你沒有機會認識，很多年了沒有打過招呼。更可怕的是她可能就坐在你晚餐桌的對面，你因為不認識她，常常錯待她，常常後悔，而不知所已。

如果你是一個基督徒，你會見證這裡有神的醫治，為從神來的愛和包容而感恩。如果你不是基督徒，你會在這裡找到令人稱羨的勇氣、愛心和鼓勵。只是我想告訴你的是，這不是一個癌症得醫治的故事，這也不是一個小女孩勇敢成長的心路歷程。這裡你讀到的，你看到的是兩個非常普通，非常平凡的人，一天一天過我們認為不太平凡的生活。就是這樣。對不起，再過五十年這位人人樂道癌症得醫治的病友，還是會過去的。對不起。我不喜歡一步一腳印，我也不喜歡水無痕的說法。因為用心回頭，你看不到太多真正的腳印，水無痕更是。可是今天呢？今天你是怎麼活的呢？今天不用看驗血報告的你，今天不用面對適性輔導診斷的你，過的是甚麼日子呢？如果你身邊有一個人是需要每天看驗血報告的，如果你身邊有一個十四歲的小女孩，低著頭看著她的鞋尖，輕輕地跟你說：我是亞斯伯格，我知道我是亞斯伯格，我讀了很多講亞斯伯格的書，我們家有。你又是如何過你的今天呢？

文中有許多很「見證」的用語，這是基督徒很沒有惡意的，對非基督徒讀者的打擾。對我來說惠生的那句：「如今，是我認識正儀以來，她吃藥最少的時候。」和文麒那段：「高依是接受適性輔導安置的身心障礙生，是不用考會考的。但是她希望跟大家一樣，所以應考。還是一人一間的特殊考場，二個監考老師V.S.一個考生。」輕描淡寫幾個字，才是真正的見證。請你用心細聽文字的背後，許多讓你無法不刻骨的真故事，不能不銘心的真圖畫。原來今天兩位女主角的背後還有兩位男配角，惠生兄和文麒。謝謝惠生照顧正儀，你是我們的好榜樣。文麒，好久不見。我為孩子慶幸有你。

# 行過死蔭幽谷

歌手、音樂節目主持人／周子寒

從二〇一三年三月開始，我在施孝榮的上行詩音樂工作室查讀聖經，在那裡認識了正儀，從我們的查經分享中，她見證自己是名「多發性骨髓瘤」的病患，這是一種血液的癌症。

席間她除了分享些生命故事外，我也從她另一本書《當憂鬱症遇見癌症》中得知，她在得癌症前，也曾是重鬱症患者，但得了癌症後，憂鬱症就好了，因為知道自己得了癌症，一切外面世界的人事物對她不再重要，自然而然，難以治癒的憂鬱症就獲得了治癒。

其後，我與她進一步接觸，知道她經過兩次骨髓移植（周邊血幹細胞移植）；先是自體移植，但一年後復發，後又經化療再作異體移植，就是別人的造血幹細胞移植到她的身上。期間，異體移植的過程中，在無菌室的日子，原來是許多人都恐懼，並且是生不如死的經歷，但在她侃侃而談的過程，似乎在述說別人的故事，這讓我非常驚奇與感動，發現神在她身上所施行的生命大能，是何等浩大的恩典！一如聖經詩篇二十三篇四節所言：「我雖然行過死蔭的幽谷，也不怕遭害，因為你與我同在；你的杖，你的竿，都安慰我。」因為有主耶穌，所以她能不懼怕任何在她身上發生的一切事；是她的神，親自成了她的安慰與拯救。

後來，我們每早晨一同藉著電話讀經禱告，藉由這進一步的接觸，我更認識神在她身上的製作。在我們的接觸中，我非常感動的是，在她癌症治療的過程中，她對主耶穌的禱告，不是求神對她身上的疾病完全醫治，而是求神在她全人完全掌權、完全得勝。這叫我看見一個基督徒，對神的信靠、交託、順服的榜樣。

當我們將神的旨意與神的權益擺在優先的地位上時，神就要在我們身上做祂大能的工作。在正儀身上，我看到了這一點。現在，正儀雖然偶有一些小病痛，但並不足以影響她正常的生活工作，喜樂的享受基督；並且到處做見證、創作詩歌並寫書，將她生命的經歷分享給大家，使我們無論何種景況中，都滿有生命的盼望；也盼望藉著本書，幫助許多病人與家屬，以及那些徘徊在生死邊緣，生命正遭受創傷的人們，得著新的生命，找到人生真正的希望。

# 浸透在愛的懷抱
## ——我的女兒高依與她在本書的插畫

高文麒

高依，我雙胞胎女兒中的老二。三年前被鑑定為：亞斯伯格症（Asperger syndrome，簡稱ＡＳ）。之前，醫院說她是：注意力缺失症（Attention Deficit Disorder，簡稱ＡＤＤ）。一開始（四歲）還曾經診斷是：發展遲緩。一個醫學上的確認，用了十二年；但是對於我們家長而言，她就是我們的女兒，天真、善良、敏感、愛讀書、畫畫、有愛心的女兒，她的名字叫做高依。

去年高依寫了這樣的一篇自我介紹，描寫自己十分清楚：

我叫高依，是雙胞胎妹妹。

我是基督徒，我今年（二〇一三）十四歲，我名字的意思是：依靠；一生依靠神。

我沒學過畫，我爸爸也不教我，他說他不會教，只會陪。可是我畫畫不喜歡被陪，所以我一直就是自己畫。到了國中，在資源中心我才上到學畫畫的美術課，我很喜歡，上美術課很好、很有意思。

我是亞斯伯格，我知道我是亞斯伯格，我讀了很多講亞斯伯格的書，我們家有。有同學說我是智障，他們說錯了，我只是有些地方跟大家不一樣。就像我看大家怎麼跟我不一樣，每個人都不一樣，但是我不會說這個不一樣是：智障。

我喜歡讀書、愛讀書，我以後想當一個圖書館管理員，開一個蓋在樹上的圖書館，借書

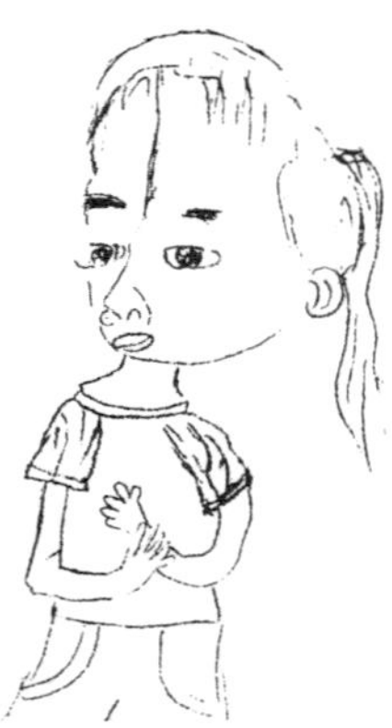

給大家看。

我喜歡寫，但是不喜歡被逼的寫，我喜歡自己寫。像我每天寫日記，可是你們沒辦法看到。

我喜歡畫畫，我要當我爸爸的學妹。可是我爸說：太難了。他說我會吃不了苦、受不了訓練，他說他也怕老師會受不了。可是我真的很想讀復興商工，我覺得我爸爸很厲害。

我還喜歡美食跟烹飪，我看了很多美食的漫畫還有我小姑寫的文章，當美食記者很好，可以吃很多免費的美食，還可以寫文章，我的文章還可以自己配插畫。

我很容易沒有自信、也很怕聲音，我常覺得我是一隻羨慕勇敢的膽小小貓。

我喜歡交朋友、認識很多朋友，可是我不會、不喜歡聊天，所以我沒有像姊姊那麼多的朋友，如果你做我的朋友，我會記住你的生日，在你生日的時候送你一張我自己做的卡片。

這就是我的女兒。

二〇一三年年底，我們得到一個機會跟正儀合作，那時的高依正是被學校要求「在家休息」的狀況，高依當時的情形是：極度的厭惡人際互動、有太多莫名壓力形成躁鬱，所以高依為此多次怯場，一度不知道怎麼畫，前後放棄了四次，她害怕自己表現不好。

時間一天天過去，慢慢的我們藉著一次次的禱告，讀著文章，試著分享感覺，一直到二○一四年三月會考前夕，她開始畫著一些小的、抽象的小圖案，慢慢地從一天畫一、二個圖、三、四個圖，到最後一張一張，一直到考會考還在考卷上畫。（高依是接受適性輔導安置的身心障礙生，是不用考會考的，但是她希望跟大家一樣，所以應考。還是一人一間的特殊考場，二個監考老師V.S.一個考生。）

這本書中的插畫是在不同的時間、不同的心情，不同的筆觸跟不同的感受畫的，風格迴異。

時間從去年狀況最差的時候到今年恢復約八個月，但無論如何，正儀的文字一次次幫助孩子「放膽」，到最後是完全輕鬆的狀態，是一個很奇妙的一次生命歷程。

作品中高依畫了很多次、很多種的貓，那是她當時的心境。很多選出來適合她閱讀文章時之心情的風景照臨摹，時而鉛筆、色鉛筆、油性筆跟水彩互換使用，還有學習大師的仿作，雖然沒有熟練到完全配合文字，但也都是她豐富感受的流露，最重要是藉著信仰與繪圖這個助力陪著她走過自己這一段的深谷，真感謝主。

最後在此要特別感謝黃文漪老師耐心的、用心的付出與扶持，給高依最大的肯定與快樂的學習，我們從中獲得太多的幫助，真心感激。也謝謝正儀姊妹的包容、鼓勵，讓孩子有一次奇妙的收獲！感謝主，也求主祝福這本生命見證，能領更多的人浸透在神大愛的懷抱，感謝主，榮耀歸神。

# 生命之恩——一個家屬的心聲

孫惠生

二十一年前，當我和正儀結婚時，教會弟兄姊妹為我們多有祝福，為我們禱告。其中有一位弟兄對我們說：「夫婦是一同承受生命之恩的。」說實話，那時我真聽不懂這句話的意思。只是聽起來好像是一句鼓勵祝福的話，如：「同甘苦，共患難」、「永浴愛河」、「白頭偕老」等等，當時我的感覺確實也是這樣。對於弟兄姊妹的熱切扶持，只有一直點頭稱謝。

隨著在教會中聚會，知道了這一句話的出處：「因為她（指妻子）是與你一同承受生命之恩的。」（聖經：彼得前書三章七節）

這句話聽了多年，也聽了多次，還是一知半解，不甚明白。只知道好像是說夫婦二人都是基督徒，要好好愛主，過正常的教會生活，就能得到恩典等等。就這樣懵懵懂懂做了十幾年基督徒夫妻，期間也經歷了夫妻間的大事小事無數；也並沒有對這句話有什麼特別的感覺或經歷，直到正儀得了癌症之後……。

因為我個人的行為失序，差點導致家庭失和，但在弟兄姊妹的關心及扶持下，總算先勉強維持住了婚姻；但是接二連三的狀況不斷，對正儀卻是沈重的打擊與傷痛，她生病了，她得了重度憂鬱症。在陸陸續續的精神科治療中，又發現了身體上有不正常的狀況及異常的疼痛。在一段時間的追蹤後，確定她得了一種血液方面的癌症「多發性骨髓瘤」！

在憂鬱症最嚴重的時候，正儀曾在某精神醫學中心住院治療了八十天。那段時間因著醫院的規定，家屬每天只能於固定時間內去探望陪伴，其他大部分時間病人是必須自己留在醫院內接受治療的。我們家離醫院不遠，騎車約十五分鐘。所以我每天早上上班前都去醫院給正儀送一些日用品，下班後去陪她吃個飯，聊一聊，九點鐘再回家休息。那段時間看著正儀因著憂鬱症病情，嚴重的影響情緒及思考，但是卻又不能為她做什麼，也幫不上忙，心中非常難過。唯一能做的也不過就是多陪陪她，好好照顧她。但是，當她住進了另一間大醫院，確定得了「多發性骨髓瘤」（那時我壓根兒沒聽說過有這種病）時，我是真的害怕了，害怕我會失去她。

我的母親是因肝癌過世的。從發現癌症到她離開，前後不過兩年。所以，癌症之於我，不是只是一個名詞；而是有切膚之痛的。當我知道正儀得了癌症，雖然表面上我仍正常的立刻安排一切住院所需，聯繫各項需要的人、事、物，讓正儀先安心的住進病房，準備接受治療；但是內裡的不知所措，難過懼怕，甚至埋怨；再再地衝擊著我，不能自己。

我們夫妻倆沒有孩子，以前我的生活有三個大範圍：家、教會和工作。正儀得了癌症住院後，我的生活有了個轉變；除了之前的三個，現在又多了一個醫院。我把換洗的衣物帶到醫院，也住到醫院。每週六回家清洗衣物，再帶乾淨的回醫院。早上從醫院去上班，下班直接回醫院。白天因著工作的關係，請看護照顧正儀，晚上及週六、週日我自己陪她。

在正儀第一次住院治療前，她已經全身疼痛，不能行動自如，而必須坐輪椅了。當我們準備離家去醫院前，正儀坐在輪椅上，我牽著她的手，跪在地上，夫妻二人一起禱告，將我們兩人，我們這個家，這次的治療，一切的一切，都交託在我們的主手中。就在這一次的禱告中，我摸著了我與正儀之間的緊密聯結。除了我們是夫妻，那種內裡同有一個信仰，同有一位主，同有一個神的生命，更是尋求同一個目標的合一信念，在禱告中帶領著我們兩個人一起來到我們的主面前，對祂說話，也聽祂說話，我倆一起親近祂，一起享受祂的同在。夫妻二人同心禱告，享受祂是我們的恩典，祂作我們的恩典。這時，我才開始真正經歷「夫婦是一同承受生命之恩」這句話。

這種病要治癒，只有一種方法；就是骨髓移植。但是現在的醫學進步，已經不用抽骨髓了；而改用「周邊血幹細胞移植」。第一次正儀是用自己的幹細胞移植給自己，卻在第二年發現癌細胞復發。第二次則改用異體幹細胞移植，用別人健康乾淨的幹細胞移植給正儀，希冀這樣能在身上形成一個新的造血系統，而不會再產生癌細胞。

從她第一天生病住院開始，我聽從護理人員的指示，準備了一本日記筆記本，用來記載大事小事，跟病情有關的事。住院時要記，出院回家也要記，每大都要記。

這幾年來，無論是標靶治療、高劑量化療、或是放射線治療、排斥、GVHD（移植體抗宿主疾病）等等，我都在正儀的身邊陪著她。她在接受異體幹細胞移植時，在「無菌室」住了十七天。除了醫護人員之外，任何人都不能進去「無菌室」；我是她的丈夫，我也不能。只能在「無菌室」的窗外看著她。要說話也只能靠電話；不是手機，而是類似對講機之類的電話。我坐在窗外陪她十七天。

聖經哥林多前書十三章四節至七節是對愛最好的定義：「愛是恆久忍耐，又有恩慈；愛是不嫉妒；愛是不自誇，不張狂，不作不合宜的事，不求自己的益處，不輕易發怒，不計算人的惡，不因不義而歡樂，卻與真理同歡樂；凡事包容，凡事相信，凡事盼望，凡事忍耐。」這憑著人是絕對做不到的；而神的本質之一就是「愛」，「愛」就是神生命的彰顯，唯有在神的生命裡我們才能愛，才會愛。每天陪著她，看著她，我愈來愈發現，我和正儀是何等的密不可分。我知道了什麼是「愛」，我經歷了「愛」，我享受了「愛」。看起來好像是我陪著正儀，我照顧正儀；殊不知我更需要她的扶持，因為她是我的補足，她是我的加強，她是我「骨中的骨，肉中的肉」（聖經：創世紀二章二十三節）；我們一起禱告，我們互相鼓勵，在這一個看似痛苦的過程中，愛卻一天天在彼此內裡增長，愈見紮實。

「夫婦是一同承受生命之恩的」。多麼踏實，又多麼貼切的一句話。我想，不只是我，正儀也是同樣深深經歷這一句話。我們同有一位神的生命，在這神的生命裡，因著神是愛，祂是這樣愛了我們，使我們也能愛祂，也能彼此相愛。因為是在祂的愛裡我們的愛日日增長，祂是我們的唯一倚靠。喔！何等踏實的愛！何等穩妥的愛！我們夫婦倆能在同一個神的生命裡，享受神是生命，享受神是愛；能在同一個神的生命裡，承受祂是我們的恩典與來自於祂一切的福份。「夫婦是一同承受生命之恩的」。多麼實際，又可以深刻應用的一句話。

如今，是我認識正儀以來，她吃藥最少的時候。從前有氣喘，移植後也好了；從前有重鬱症，得了癌症後也好了；至於癌症，做了周邊血幹細胞異體移植後，已經兩年多了，現在也不用吃藥，只要每個月回診驗血即可，幾乎可以說已經治癒了。我們藉著跟中華骨髓移植關懷協會的接觸，才發現原來這個病很麻煩，周邊血幹細胞移植也是一件很危險的事，但是我們不害怕，我們當時只是單純的心倚靠主耶穌，順服主為我們安排了家人，家人為我們安排了醫師，醫師為我們安排了療程，我們順服這一切；因為有主救恩的手，在祂大能的手之下，我們喜樂穩妥。

聖經羅馬書八章二十八節：「萬有都互相效力，叫愛神的人得益處。」我們確信，一切的環境都是要我們回轉到主面前，經歷祂是道路、是實際、是生命；享受祂是倚靠、是祝福、是恩典。在未來的路上，我們夫婦願緊緊跟隨我們的主，在神聖的生命裡，一起承受那無窮無盡，無止無休的豐富恩典，保守我們一直往前，直到路終。

# 目次
contents

# 鎮定

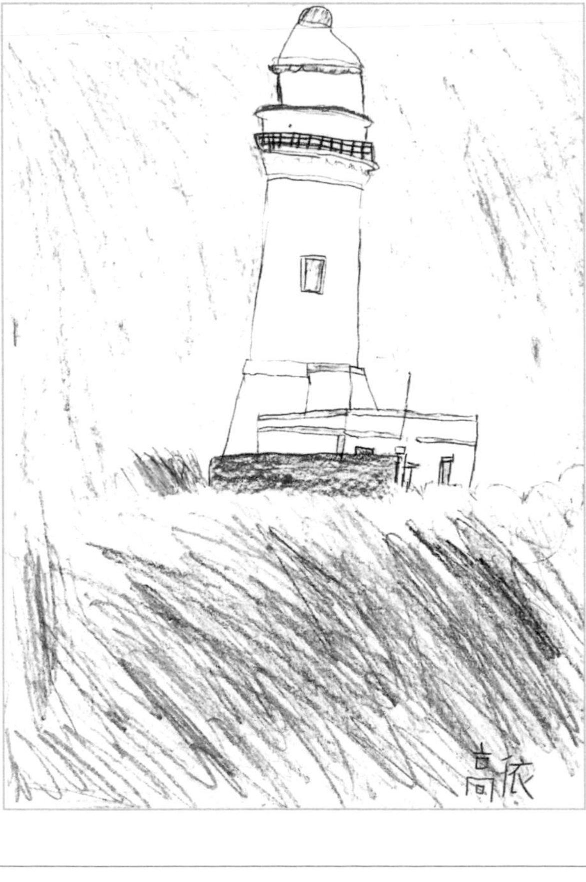

那是個快樂的上午。我對我的精神科醫師說，只要通過這次骨髓切片檢查，我就可以拔掉人工血管，不必再吃化學藥，開始過正常的生活，正常的做一些有收入的工作。我這麼說，醫師也笑著，表示我的情況很好，藥已經減得不能再減了。他從來沒遇到過像我這樣，得了癌症後重鬱症會好的，人家都是得了癌症越來越憂鬱的！

我想接下去應該是這樣，既然讓我活著，就讓我像正常人一樣活著吧！我已經沒有什麼雄心大志了，什麼也不求，能力的彰顯已經於我無用了，但願只做一個有見證的基督徒，讓人看見的是基督。

當我坐計程車回家的時候，車上接到電話，是丈夫打來的，表示我上次做的骨髓切片有點問題，醫院要我今天就住院！

這好比悠閒地走在路上，突然被樓上淋下一盆水，到底發生什麼事？為什麼要立刻住院？我驚訝，但不驚慌。不驚慌的原因，因為我是有主的人，我知道我的一切都在主的手中，沒有主的許可，誰也不能將我奪去。

# 交託

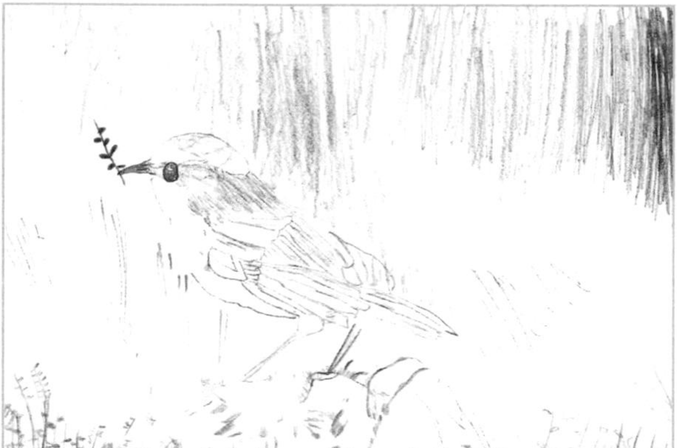

當我被通知病情復發住進醫院的第二天早上，主任巡查病房時跟我們解釋病情，主任說現在有一種新藥，但是還在實驗階段，藥廠有提供十個免費的名額，但輪到我時剛好是第十一個，所以無法用到，他再跟藥廠商量看看，並請總醫師跟我們估算，如果要自費的話要花多少錢。臨走時還說：「這些妳都不用擔心，這是我們的事，我們會想辦法。」意思就是說，就算復發，還有藥可以治。

主任這一句話倒是頗多安慰，彷彿吃了一顆定心丸，感覺自己還不會那麼快去見主耶穌，但畢竟會有一段醫療過程，只是這條路到底要怎麼走，我們不知道；不知道的事，就交給主耶穌吧！身體病了，有醫師負責；肉體生命何時走盡，主耶穌早有定命。我所要學習的不是擔憂，而是交託。

又過了一天，總醫師說藥廠那裡實在沒有辦法，他算了一下，吃這種最新的標靶藥，一個月大概要三、四十萬，這我們哪來的這麼多錢呢？平常生活已經很吃緊了，這麼高額的醫藥費，健保跟自己的醫療保險都無法支付，難道命真是用錢買來的嗎？

我相信，有錢不一定活得長，沒錢也不一定活得短，一切要看主耶穌發光的榮臉。我不知道該怎麼辦？唯一的選擇是禱告，以基督的平安作仲裁；但這並不是我要禱告癌症突然奇癒，不必經過艱苦的治療，而是我相信主耶穌會在我裡面做我的平安，告訴我這條崎嶇的道路該怎麼走下去？

除了自己禱告之外，我也把這件事告訴弟兄姊妹，請他們為我禱告，求主在這治療的事上來帶領，來做主宰者、仲裁者。

我把一切都交託了！我信靠的不是金錢，而是主耶穌。病、身體、生命，都不是屬於我的，而是屬於主的；屬於主的東西，主負責。什麼對我來講是重要的呢？是主！因為在將來的永遠裡，只有我主與我最親密。

# 抉擇

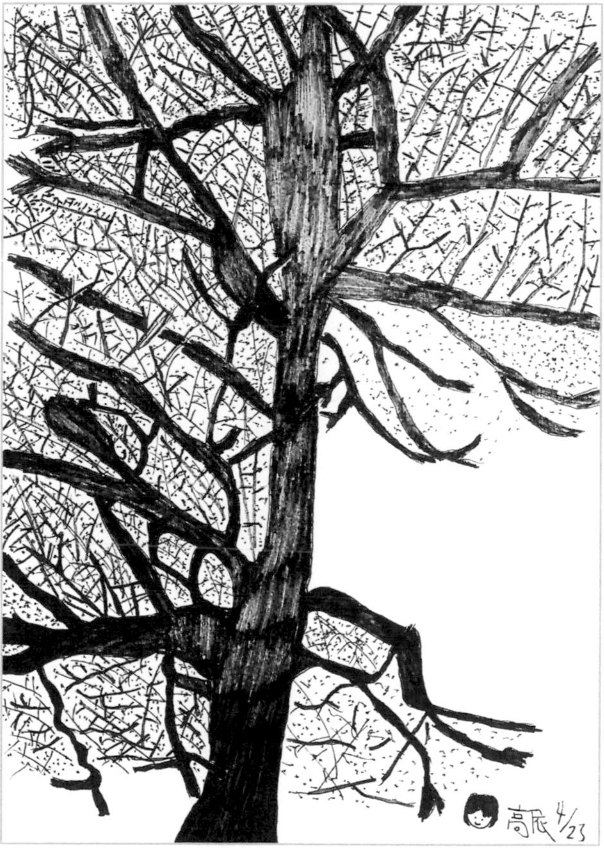

路要如何走下去？這是性命交關，我們該怎麼抉擇？用舊藥，醫師說也很可能細胞對藥物產生抗體而無效，但新藥除了吃不起之外，服用之後會發生甚麼狀況，我們並不知道，是不是就一定適合我也很難說。況且，我請教我那當護理長的同學，她問了血液腫瘤科的一些專業人士，也都說這個病最主要的還是要靠移植才能治癒。所以，我們決定放棄新藥，而改採現在健保能夠給付的方式——化療並移植。

第一次發病時，我用這種標靶化療，自費花了七、八十萬，還好有保險公司支付。到這一次，因為是復發，再用這個藥時就可以申請健保給付了。但是，健保給付申請需要將近一個月的時間，主任認為治療要搶時間，現在壞細胞只冒出一點點，不能讓它燎原後再對付，所以要趕快打藥，問我們第一個月的治療藥費十幾萬可以請保險公司付嗎？其實我們的保險是無法這樣支付的，只能以住院天數來支付保費；但我們衡量之下，覺得趕快治療也心安，所以就說先打針吧！費用交給神！就在那時，我收到了一些奉獻包（信封袋裡有錢的），不知道從哪裡來的！

就這樣開始了我的復發治療之旅。在抉擇過程中，我經歷主耶穌的無比豐富，祂讓我的心平穩安妥，沒有懼怕，相信祂會為我做最好的選擇；只要我的選擇是祂，祂就會為我作每一個選擇；我不必猶豫，無須擔憂，祂早已為我安排好一切，因為我是屬祂所有。就像父母永遠會盡自己一切力量，為兒女安排所有的出路，而我的主是大能者，所以我不必把擔子往自己身上攬；耶穌是我的主，為我布置好一切。

# 活著

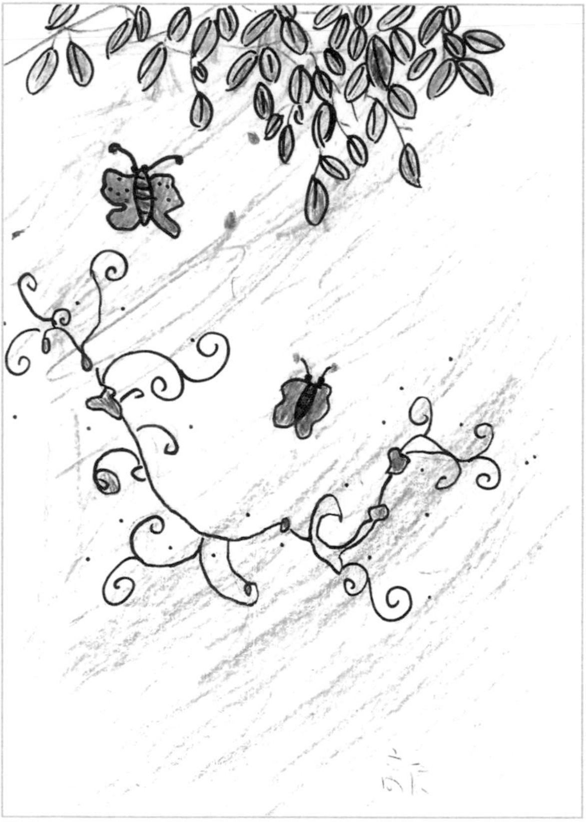

二〇一一年八月，當我獲知周邊血幹細胞自體移植失敗，骨髓中又發現癌細胞後，其實我非常的無言，有好長的一段時間，我的思考一片空白，不知道該說甚麼，能說甚麼，不知道自己是否還能繼續活著。

張藝謀導演的電影《活著》，描述人在大環境中為了活著的悲苦無奈，或者說人生本來就是一場從出生走向死亡，歷經悲歡離合的戲劇。偶然的喜劇，那是活在世上短暫的肉體享樂。但是，電影頂多只能表現人生，永遠無法解釋清楚的是生命的歸處，或者說靈魂的歸處。

人，從那裡來，又該往何處去？我記得小時候，從母親離世後，我就一直在找尋這個答案；一直到我遇見主耶穌，認識基督，我才有了人生真實的答案。

在我最初最初的記憶中，好似我是從一個睡夢中醒來，摸著媽媽的手，今生從此開始，我的靈魂一直附著於這個肉體軀殼之中。母親離世後，我開始想，人就這樣沒有了嗎？有一天，我也會這樣沒有嗎？那麼，我來世上做甚麼？為甚麼要來？又為甚麼會走？會走到哪裡？做醫師的父親，聰明一世，卻從來無法給我這個答案。

聖經上說，耶和華神造天造地，又憑自己的形像與樣式，用泥土造人，且向人吹了一口氣，為人造了靈，使人可以接觸是靈的神。這是人的由來。原來，人有神的形像與樣式，就像手套有手的樣式，為要盛裝手，手套的內容是手，那麼，人的內容就是神。

神是人的內容，人是神的器皿。這是人活著的意義；如果沒有了這個意義，就像手套沒有盛裝手，毫無用處。人有了神作內容，就有了活著的意義與價值。活著，不是一口呼吸的時間，不是靈魂居住在這軀殼的長短，而是有沒有意義與價值。如果沒有了這個意義與價值，人生就像時光列車，從出生走向死亡，充滿了無奈悲哀；有了神作內容，使我們活著充滿光明希望。

# 隱私權

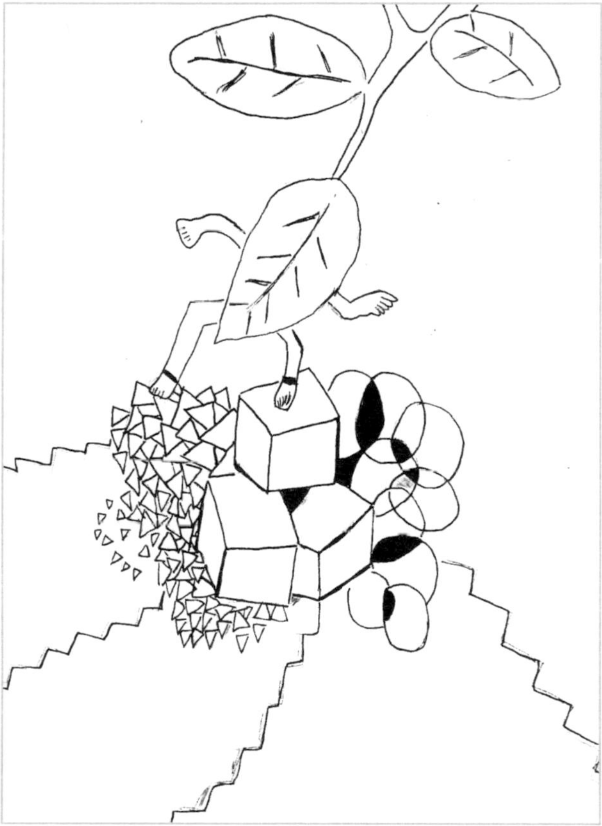

因為臉書的風行，許多人沒有設定隱私功能時，當對某一貼文或圖片按讚，即刻廣為人知，於是非摯友就知道你的某些喜好或傾向，輕則一笑置之，重則評論廣傳或無法接受。事實上，這就是臉書風行的魅力所在，它讓你個人化的社交功能擴展再擴展。

看過電影《社群網戰》（The Social Network）的，應該知道臉書的創辦與興起，就在不爽於人的隱私。換個方向講，一面說是把人的社群接連傳布，像病毒一樣具有厲害的傳染力；另一面就是你的喜好甚至可被朋友的朋友所知道，讓你在群體社會中無所遁形。除非你不在意，想運用臉書作社群宣傳功能，廣為建構一套公共關係連鎖系統，那麼就可以大玩特玩。不然，如果你對公眾這麼有隱私，就要學會設定；但如果設定這麼隱密，根本也就不要玩了。

臉書的優缺點，不是我要討論的重點；而是談到隱私權，本來就是具有法律保障的，這叫做不能妨害他人祕密。對人沒有隱私權，就沒有安全。

我們這個個人有多少隱私呢？當然，為了避免誘發別人犯罪，不能知道的還是不能知道。但另一方面講，我們這個人的心胸，又有多少可以開誠布公呢？也就是說，我們的行事為人，我們的心，有多少可以見光？可以攤在陽光底下？

可以攤在陽光底下，就可以吸收陽光的養分，也可以被陽光所殺菌。攤在陽光底下的意思，就是在神的光，神的注視之下。

但其實，我們對神能有甚麼隱私權呢？哪一樣不是神所知道的，我們以為能夠對神瞞天過海嗎？如果真能一手遮天，那麼神就不是神了吧！我們每一個人，將來到了審判台前，所有見不得光的事情，都要被暴露出來。就像行車紀錄器，祕密的記錄了周邊道路狀態；而我們的一生，所有不願被知道的行事為人，都要像紀錄器倒帶一樣，被呈現在神的審判台前。到時我們是賞或罰，就關係著今天我們的心思、意志、情感，有多少是見不得神的。

主啊！我對你沒有隱私，我的每一部分不屬於你的，都需要在十字架的光線下被殺盡，並從你的光中，吸取你神聖生命與性情的養分。

# 奉獻的愛

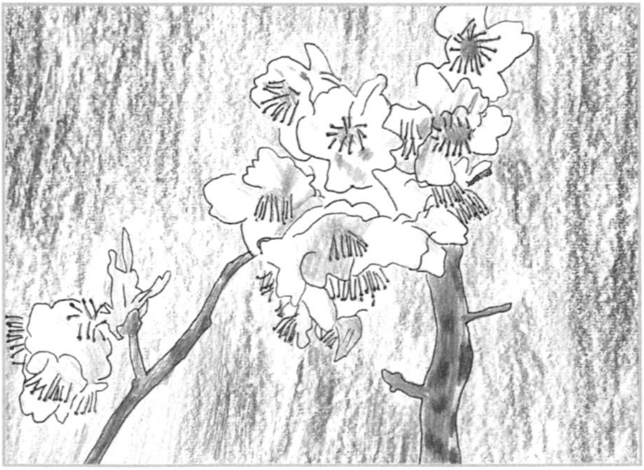

當我復發後經商議，確定治療要重來一次，醫療團隊認為機不可失，最好這次住院就能打標靶化療藥，且因為是復發，所以這次的標靶化療藥可以申請健保支付，但申請大概需要一個多月的時間才會下來，問我們可否支付這第一次的醫藥費用，因為我們算過可獲住院保險費，將之花在病床費及請看護費用上都還有盈餘，所以就答應了這個提議，打完第一次的標靶化療藥與高劑量類固醇後再出院。

因為上一次治療的標靶化療藥沒有健保給付，總共藥費大概花了七、八十萬，還好有一筆一次給付的保險費，但這次這筆錢也都快用完了，只有靠住院的保險費。我們沒有甚麼存款，丈夫還在負債，薪水也只夠付些生活支出。

就在這個時候，我們收到一些奉獻包，所謂奉獻包就是教會奉獻的信封袋裡裝有錢，信封袋上寫上要給的那人名字。我不知道這些奉獻包從哪個地方來的？誰奉獻的？但這些數目加起來剛好夠付第一次藥費。

這不僅是弟兄姊妹的愛，更是神的愛。靠著我們自己，是沒有能力去愛人的，我們的愛總是有盡頭，可是神的愛卻是無限的。這全是神的愛作到我們裡面，使我們能夠去愛，這個愛才是充滿力量的愛，無盡的愛。我所感動的，是神這樣奇妙的愛了我們，讓我們彼此相愛。

愛是甚麼？就是奉獻。奉獻就是捨己，就是捨了自己所要的而給予別人。神的愛是甚麼？神的愛不是將我們所想要的給我們，乃是將祂自己給了我們；也就是神親自成為人子耶穌，為我們死而復活，成了生命之靈進入我們人的靈裡，將神的生命給我們，也就是將神生命的DNA移植到我們裡面，使我們成為有神生命的人。將祂自己給我們，就是神的愛。

祂都能夠將自己給我們，所以祂當然知道我們的需要，只是有時候我們所以為的需要，並不是祂所認為的。就像小孩喜歡吃糖果，但父母並不認為糖果是小孩一定的需要。我的姪女剛滿兩歲，總想吃一些有味道的食物，但是父母就是不給她某些食物，免得對她造成不好的影響。神對我們的愛也是這樣的。

在我沒有生病還有一點收入前，常常覺得有所匱乏，在我生病沒有收入後，才經歷甚麼叫做真正沒有匱乏。不僅是實際生活上沒有匱乏，最寶貴的是，擁有了沒有匱乏的那種感覺；能夠擁有這種沒有匱乏的感覺，這是神的恩典。

我感謝這些給我奉獻包的人，相信在永遠裡，神會記念他們的，因為藉著他們，神的愛就在你我之間完全顯明了。

# 切片結果

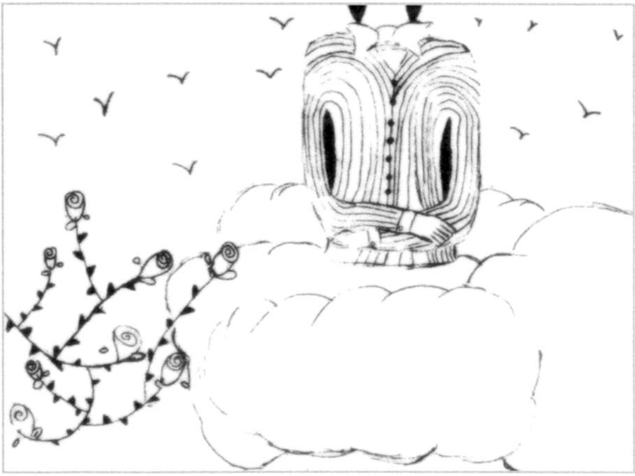

當我確認得了多發性骨髓瘤時，是要做骨髓切片確診的；並且之後每三個月做一次骨髓切片，也是因為做了骨髓切片，發現有不好的芽細胞，認定是復發而趕緊處理。第二次復發在做完標靶化療後，做了一次切片，發現沒有問題。原本打算再做一次自體移植，但卻發現幹細胞數目不夠，因此決定直接做異體移植前，又做了一次切片，這次也沒有問題。所以，我是在最好的狀況下進行異體移植的。

骨髓切片的位置在腸骨前後脊，也就是靠近左或右屁股外側附近的地方，先進行消毒，再做局部麻醉，但其實麻醉是達不到骨頭的，一根粗針穿入骨頭抽取骨髓，這是相當痛的。倘若碰到醫師技術差一點，抽取骨髓不順利，那簡直痛到差點屁滾尿流。不過，我已經相當有經驗了，因為從發病至今，已經做了十幾次，最痛到無法忍受時，我就呼求主耶穌，請祂帶我經過這一切過程。

不知道是我越來越幸運，碰到的醫師技術都越來越好，還是因為我已經痛習慣了，總之最後幾次做切片，我感到沒有那麼痛到呼天搶地，取骨髓也不像朝牆壁釘釘子，那樣硬戳進去。每一次，我都覺得只要把自己當作待宰的羔羊一樣，順服一切的狀況，就很奇妙的能夠安然度過。

做完異體移植後一個月，本來應該移植後十天就要做切片，但醫師看我實在沒有體力，且他也沒有時間，就變成一個月後，做出來結果相當好；又隔了三個月後，做出來結果也相當好，造血細胞都變成別人的。所以，之後主任就說用驗血的就可以了，只要ＤＮＡ維持是別人的就沒有問題，就不會復發。我問ＤＮＡ會改變嗎？主任說現在是不穩定期，會變來變去，等過一段時間穩定就算治癒。

我一切都遵照醫師指示，跟醫師合作，要切片就切片，要驗血就驗血。人生就是這樣，如果你不曾經歷，不知道甚麼叫待宰的羔羊，但經歷過就知道我們不能做任何事，只能順服環境中主耶穌的帶領，當我們順服的時候，就能蒙福。得到祝福的法則，乃是順服；順服會讓一切不順的環境變成順境。

# 換個角度想

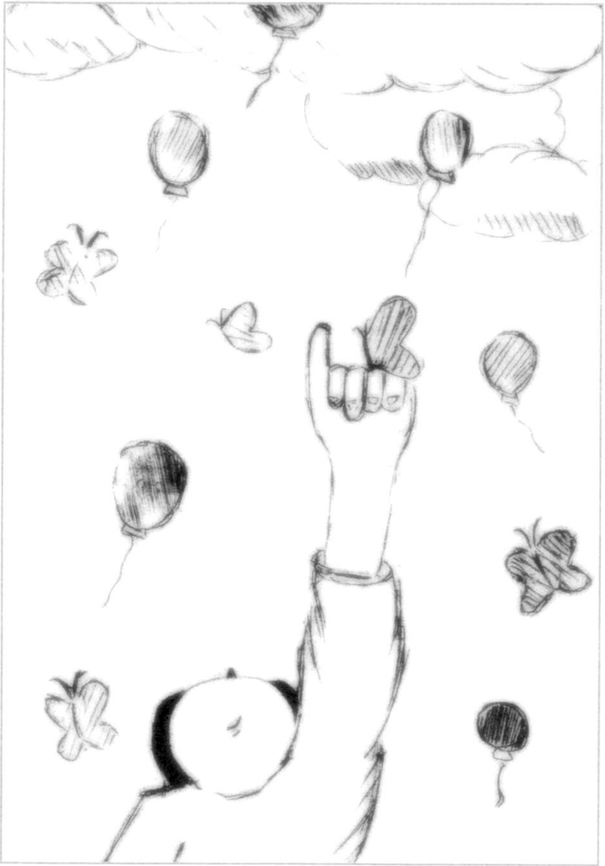

這次復發的治療，是先做一次自體移植，就是蒐集自己的幹細胞，輸給自己，後再做一次異體，就是把捐贈者的幹細胞輸給自己。但是這一次的自體移植，失敗了！怎麼失敗呢？因為我的幹細胞數目不足，不能做移植。

做自體的周邊血幹細胞移植，一樣要做高劑量化療，偏偏在我做化療前感冒發燒，所以化療就延後了一週。這個化療跟標靶化療不同，白血球會降到近乎零，胃不舒服、嘔吐，這些一定有的，但醫療團隊都有很好的藥物可以平衡控制。打完化療後，要等白血球降下去，並打白血球生長激素，當白血球升上來的時候，立刻到血庫篩出幹細胞，這個動作要一連三天，每天上午四小時躺在那裡，不能坐起，不能翻身，小便必須在床上進行，床又很小，所以很辛苦。

躺完三天蒐集好幹細胞後，要看數目夠不夠，我才能出院。結果，這一次主任告訴我數目不太夠，也就不能做自體移植了，並決定要直接做異體配對，把捐贈者的幹細胞輸給我。那時候，我還不知道有沒有人願意捐哩？只知道自體移植不能做了，那我不是多做了一次化療嗎？多挨了一次罪受？

但我換個角度想，做移植前的化療就是要澈底破壞我原先的免疫造血系統，再重新把它建立起來，我就想反正要破壞，多做一次高劑量化療也無妨啦！這樣也許更有好處哩！可能把我裡面的癌細胞打得更澈底，況且這樣的破壞，我也還活著就該感恩。

我相信一切所臨到我們的事，都有神的美意，不覺得自己冤枉，不擔心明天如何，不在自己不好的感覺裡，就不會被那種壞的細胞吞噬，我想這是我如今活下來很大的原因！

# 進行配對過程

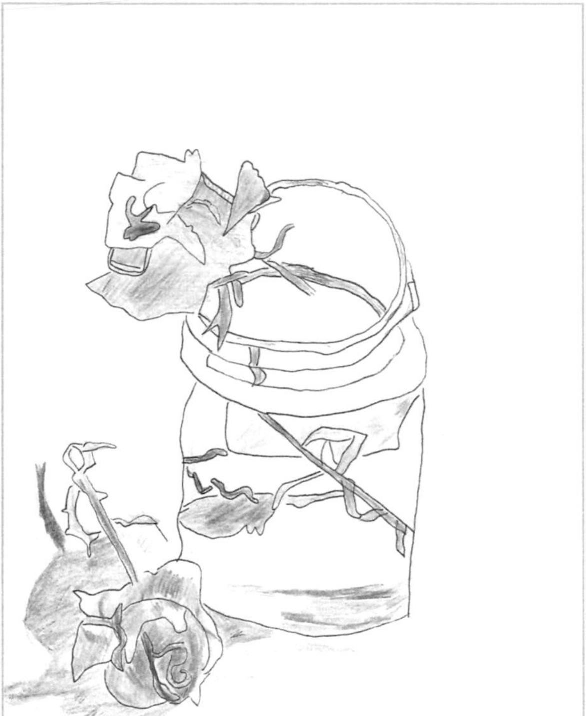

第一次做自體移植失敗，因為自己的幹細胞可能有不好的基因，這次決定要做異體移植，就是把別人的造血幹細胞輸入我體內，我們都相信這次會成功，所以標靶化療進行一個多月後，就開始要進行配對。主任每次查房，都問我有沒有兄弟姊妹可以配對，我說沒有，他總忘記，也總說沒關係，榮總是跟慈濟合作，那就用慈濟的骨髓庫，所以開始抽血為我進行配對。

經過了一個多月，六對造血基因跟我都符合的有一個人，主任很高興地來告訴我，配對上了，可以進行移植，但是一週後又說，這個人突然臨時不願意捐了！可能發現配對比對一下很容易，但真的要捐贈很麻煩吧！因為要全身檢查，要住院，要躺在哪裡抽血篩幹細胞三天……，總之要花時間，他就不願意捐了。

怎麼辦呢？那就繼續配對，我們相信神會給我最好的幹細胞，這個不願意捐的人可能不是神所要給的吧！有人問我，我沒有兄弟姊妹可捐，配對上的陌生人又不肯捐，我會覺得自己很可憐、很灰心、很失望嗎？其實一點都不會。因為有血親家人可捐，搞不好還有相同的壞基因哩！這都很難說。所以，配對上的不願意捐，我相信會有更好的。因為願意捐的人，會有一顆樂意喜樂的心，這將會影響他的細胞，不樂意之人的細胞也不一定好，所以一切仰望主耶穌的帶領。

一個多月後，總醫師又告訴我有配對上的人，但這次同時告訴我，那個人也臨時不願意捐了，所以第二次配對又失敗。又過了一個多月，總醫師又來告訴我，又有配對上的，但那個人也臨時不願意捐了。醫師都說我運氣真不好！

這時候，連續有三個配對成功但不願意捐的問題，那怎麼辦呢？不能治療嗎？我會死嗎？其實那時我沒有這麼想，我覺得那就是信的能力，我信主耶穌的能力要在我身上顯得完全，既然我把命都給了主耶穌，那麼我管自己是生是死幹嘛？那都是祂的事。

當時，也有弟兄姊妹建議，我們要不要找到配對成功的人，給他們一些錢，讓他們願意捐贈。當時我說，第一，我們沒錢；第二，那就不叫捐贈，那叫買賣，那是違法的，我們不能做；第三，我們是要信神能做事，而不是靠人做事。就這麼簡單，不是自己想苟活，而是神要我多活；若是神的心意，那就神想辦法吧！若不是神的心意，我想辦法也沒用；因為我高不過神。在我，只有一件事，就是讚美，讚美每件發生在我身上的事，都有神美好的心意。

又過了一個月，總醫師又來說好消息，這第四次配對成功，終於有人願意捐了，但他跟我只有四對造血基因符合，可以做移植，只是排斥可能比較大一點。這時候，我只有一個想法，就是把身體交給醫師，把生命交給神，無論是生是死，都是屬神的人。

經過協調討論，我們決定在二〇一二年三月份進行移植，也就是配對成功的兩個月後，因為那時捐贈人比較有空，時間也比較洽當。

思考這整個配對的經歷，我深深感到，這是一個信的過程。信是甚麼？信就是交託，就是接受。信就是把自己交託給神，並接受一個事實，那就是神能，我不能。當你一再接受神能的時候，神的作為就會在你身上顯現。

# 床的囚禁

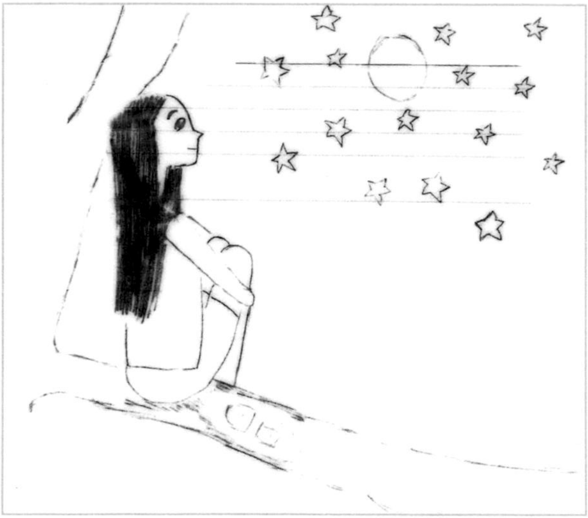

住院的日子，我生活在床的世界中，應該說我的世界就是床，運動就是上床、下床。尤其，無論是丈夫或看護照顧我，他們都習慣為了我的安全，把病床兩邊的欄杆拉上，吃飯、上網都用床上桌；而每當他們拉起欄杆的時候，我都會大叫：「不要關我！」

那時候，我覺得自己像一個囚徒，被囚禁在床上。監獄裡的犯人，還可以出去運動、曬太陽、幫忙做事等，而我甚麼都不能做，為了避免感染，最好就待在病房內，哪裡也不能去。除了大小便、洗澡外，三餐都在床上解決，難道我的世界就是一個囚牢嗎？

是的！當我這樣問主耶穌時，我感到祂在回答我：「你是我愛裡的囚犯！」原來，我是囚犯！但不是病房的囚犯，不是醫院的囚犯，也不是床的囚犯，我是主的囚犯，被囚禁在主耶穌祂愛的宇宙裡；在祂這愛的宇宙裡，我就像一隻籠中小鳥，被他的愛包圍、囚禁，逃也逃不了！

雖然我的身體那裡也不能去，但心靈卻在愛的宇宙裡自由飛翔；在這愛的宇宙裡，有藍天、陽光、白雲、花朵、綠葉，一切最美的景象都在我心中；只要我被祂的愛囚禁，只要我不從他的目光中逃跑，我的世界就從有限變無限，在無限寬廣的宇宙中盡情飛舞。

因此，我的目光不再是床，不再是病房，我的目光是主的愛。當我的目光轉移，世界就變了；世界不再是囚牢，而是陽光，是喜樂！原來，我不是眼中所見物質世界的囚犯，我是主耶穌在心靈世界中愛的囚犯！現在，我願意做主耶穌的囚犯，失去自己喜好的自由，單單活在祂的愛裡，永永遠遠被愛囚禁。

# 俘虜

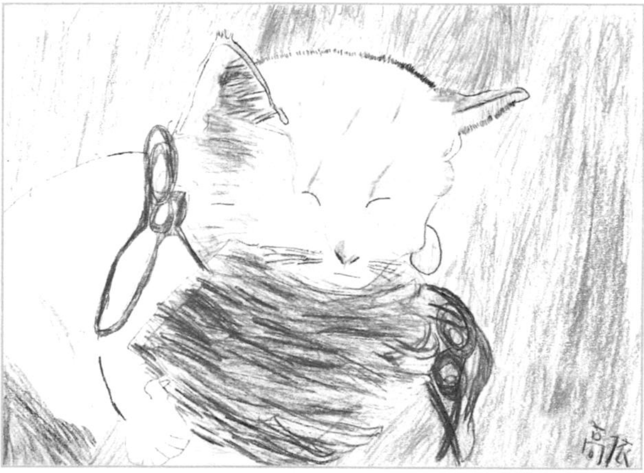

癌症病人都知道，為著打化療藥物，要埋置人工血管；而我的人工血管是在右側鎖骨下方，本來也相安無事，但在做異體移植前一個月，人工血管嚴重紅腫、疼痛，且發燒，經送急診後，外科醫師判定有嚴重感染發炎要立刻住院，並要拔掉人工血管。

拔掉！那移植怎麼辦呢？我住進病房後，才知道原來拔掉還要做清創術，要縫合好幾針，傷口好一點後，又要在另外一邊裝置喜克曼管，這個喜克曼管是專為移植用的，比人工血管還粗，且管線要外露出來，也就是我的胸前好像要拖著一根小水管。

進手術室拔管時，雖然打了麻醉，還是知道醫師的手在我胸前揮來舞去，而我根本不能動、不能叫，覺得自己真像醫師的俘虜，宣揚醫師的技術。俘虜是甚麼呢？是得勝者的擄物，戰勝一方的歡呼。

當我這樣想的時候，也想起聖經上說，我們是基督凱旋行列中的俘虜。所以，我是俘虜，但我不是醫師的俘虜，我是主耶穌得勝的俘虜，是主耶穌把我從死亡魔鬼的手中擄回來的，在祂凱旋的行列中，宣揚祂的得勝，成為祂的榮耀。

如今，我不再是死亡魔鬼的軍兵，我是永遠生命裡榮耀的俘虜。我不再是基督的仇敵，不再是這世界短暫生命裡的小兵，而是已經被基督擄來，是宣揚祂得勝的俘虜。我現在，不在死亡的國度，乃在生命的國度；我活著，是為了宣揚祂的得勝。

# 全身放射線治療

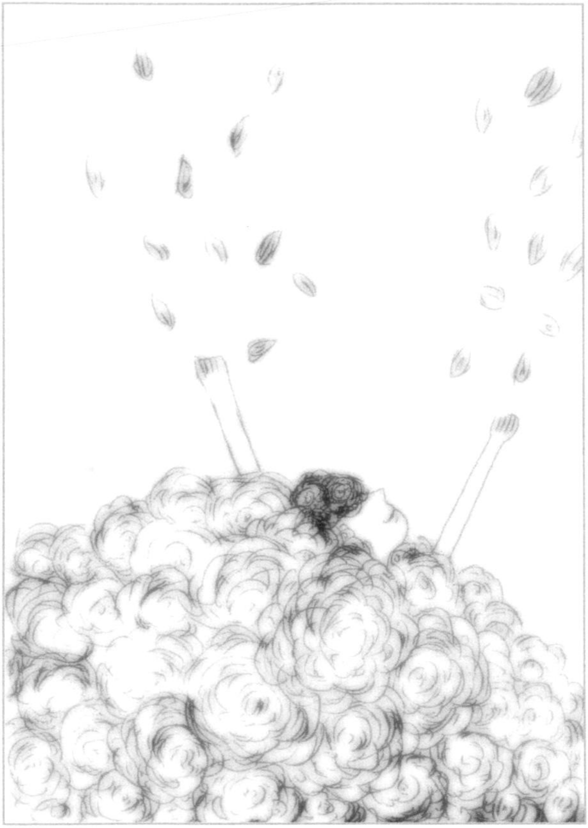

做異體跟自體在移植前的治療有一點不同，就是做異體要照全身的放射線，要先會診放射線科醫師，醫師會告訴你治療反應跟化療差不多，後來我發現，是差不多啦！但超高劑量的化療加上全身放射線治療的加乘效應，可就差很多，這都是自進入無菌加護病房後才發現的反應。

這些反應包括根本沒辦法吃東西，吃了就想吐，體力很差，白血球降到底等等。但還好那時我將近一百公斤，有本錢撐下去；但其實不是靠我撐，而是我知道有一位主耶穌在替我撐，祂擔當我一切的軟弱與病痛，所以祂為我安排，讓我很胖，讓我有體力，讓我擁有一顆因為接受祂的生命而充滿喜樂的心。

照全身放射線，在照的時候全身不能動，正反上下四側，照了四十分鐘，每十分鐘換一次邊，在裡面照射很熱很孤單，又不能動，我只有在內心裡禱告，跟主耶穌說話，如果我沒有跟主耶穌說話，其實每一關都很難過；因為跟主耶穌說話，就經歷祂帶我從死裡復活，讓我有活的盼望與力量。

當我躺在床上照放射線很無聊的時候，能夠使我不徬徨不懼怕的方法，就是跟主耶穌說話：我說放射線的光照是殺死一切細胞的功能，但主耶穌你是那經過死而復活的那一位，你那死而復活的細胞已經進入我的裡面，做我真正的生命，所以我現在不是害怕與徬徨，而是宣告與讚美，讚美你的生命，宣告你的得勝，你即將在我身上做你榮耀的工作，用你的真光，殺死我一切的壞細胞。

當我裡面這樣說話的時候，我整個人就有了力量，但這並不是出於我，不是我勇敢堅強，而是出於那是真光的神，祂是真正的光，祂也是創造光的那一位，任何的光在他面前，都算不得甚麼！當我們得到了祂，就得到了一切。

# 剪指甲

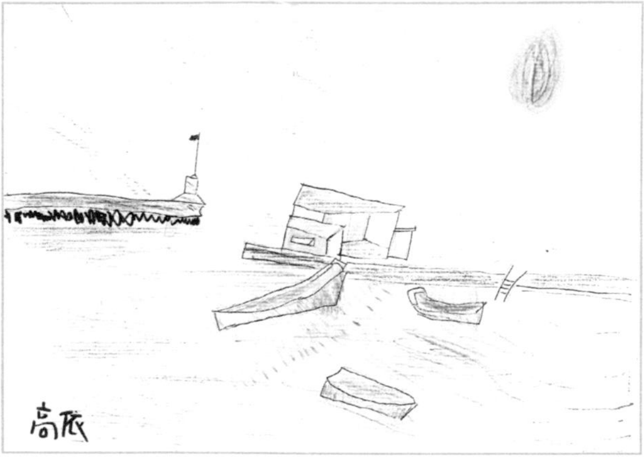

從我生病來，因為治療的關係，眼力不好，化療打下去後，體力也不好，手指力量也不夠，加上這個病傷害骨頭，不太能彎腰，所以幾乎都是丈夫替我剪手指甲、腳趾甲的，但這對我來講其實很不容易，尤其腳趾甲非得他來剪，我又看不到，每次我都很擔心他會一不小心，把我一塊皮肉剪下去。

每次剪的時候，我都會提醒丈夫小心點，都會有點小緊張，每次小緊張的時候，就經歷甚麼叫做相信，相信就是交託，交託就是不管他剪得好不好，會不會出錯，我都交託了，不再有我自己的感覺，也沒有自己的意見，不論結果如何，都把自己交託出去了。

婚姻是一種交託，把自己交給對方，不管未來如何，酸甜苦樂，都與對方一同度過。如果每個結婚的人，都能體認到婚姻是一種交託，沒有自己的意見與感覺，只顧著對方，相信每個婚姻都會是幸福的。

信仰不是一個儀文的宗教，信仰是一種交託，把自己交託給神，不問自己的心意，只仰望神的美意。如果每個相信神的人，都認知到這是一種交託，不看身邊的人事物，只看神的愛與眷顧，那麼你的生命就會是美好的。

當丈夫替我剪指甲時，我何止把手腳交給了他，豈不把整個人在結婚時都交出去了嗎？那麼，對神也是一樣，主耶穌把生命給了我們，我們也把生命交給祂，我們若把整個生命都給了祂，又何必在乎發生在我們身上的痛楚，甚至我們身邊的那些微小事物的苦樂呢？生命中的酸甜苦辣，難道會比生命更大嗎？所以，如果我們學習到不顧自己的感覺，把自己交託出去，將會得到人生真正的幸福。

# 車禍

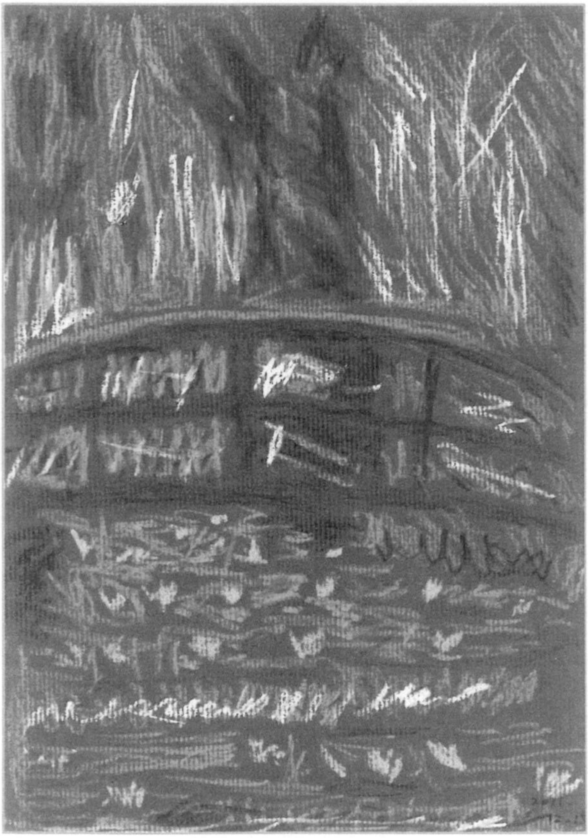

那天，其實我是不想出去吃飯的，但是丈夫堅持要在移植前帶我去吃某家知名的「包肥」；他堅持，我就放棄自己的想法，所以就出門了，結果他為了避開塞車，堅持要騎機車，我就順著他的意思。一路上，機車東鑽西躲，我心中隱隱有一股不安的感覺。

就在快到餐廳，騎到待轉區要轉彎的時候，往前騎過斑馬線，突然一輛車開過來，丈夫緊急剎車，我們的機車就翻倒了！當時，真的有五分鐘我坐在地上不能起來，在後面的轎車司機也下來看，還跟交警說明他沒有撞到我們，我們也澄清是我們自己跌倒的。

我還能走幾步，走到人行道上，但看到褲子上有血跡，恐怕有傷口，我們都很擔心，如果骨折就沒有辦法做移植了，而且我這個病原先已經侵蝕到骨頭，是很容易骨折的！看來我勢必到醫院了。

救護車送我到我治療癌症的醫院急診，表明我是做過自體移植，並且三月底還要做異體周邊血幹細胞的移植，他們就立刻為我處理了表面傷口，且馬上照了X光。不到十分鐘，X光看報告，醫師說太奇蹟了，我居然沒有骨折！

沒有照X光以前，真的很擔心，但現在證明真的沒有甚麼問題，可以做移植了，所以我相信，這次的移植實在出於神大能的手，有神的計畫與安排；現在不是我要不要活的問題，而是神要我活！因此，對於半個多月後要來的移植，其實我是滿懷信心的。

事實也證明，經過了移植後近三年來，我得到了醫治。這不在於人能，乃在於神能；凡祂所要的，沒有不能。

# 無菌澡

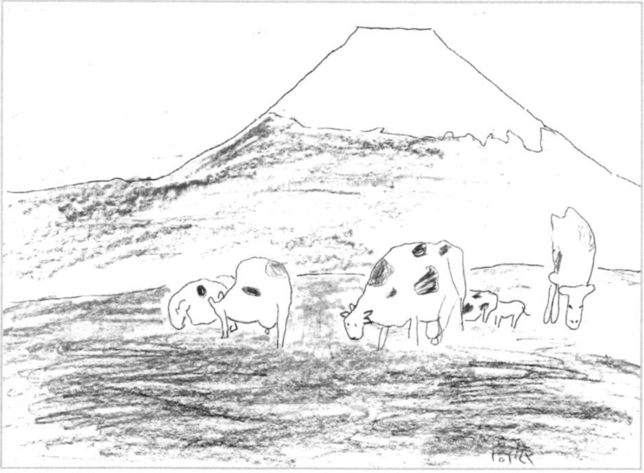

如果一生有一次洗澡，令你永遠難忘，會是哪一次呢？是度假溫泉？還是三溫暖？這些都不稀奇！我最難忘的是在無菌加護病房洗的無菌澡，那絕對是一生中洗得最乾淨最舒服的一次！

進入無菌加護病房前，首先，全身的毛要剃乾淨，因為到時候會全身掉毛。進入無菌加護病房，進門第一件事就是洗澡，必須洗到全身無菌才能進我的病房。首先，護理師會幫我全身搓抹消毒藥水，躺在無菌盆裡，全身搓揉乾淨後，泡在消毒水裡，自己再把身體每一個地方都要浸泡到消毒水，至於插喜克曼管傷口的地方，貼防水膠布；其實消毒水一點都不難聞，洗起來還蠻舒服的，真有點溫泉水滑洗凝脂的感覺，再加上那個時候我將近一百公斤，所以當時真的以為自己是楊貴妃。

泡完無菌澡後進房間，看見床旁邊有洗手台、蓮蓬頭、馬桶，一應俱全，不料卻聽護理師跟我說：「妳以後要每天坐在馬桶上，把頭靠在洗手檯上洗頭，然後坐著擦澡哦！」

我大驚：「甚麼！難道我剛剛在澡盆的洗澡，只有進來的時候洗一次啊！我以為天天有人幫我洗無菌澡哩！那在這裡怎麼洗頭、擦澡啊？」

護理師說：「對啊！只有一次而已，以後你要是身體虛弱不能洗頭、擦澡，我們會幫忙你。」

「哦！這樣的啊！」我也只有無奈的接受。我真的很擔心，怎麼在這三坪小空間生活呢？還要每天洗頭、擦澡？不能洗澡只擦澡的，這怎麼睡覺呢？這裡沒有看護、丈夫在照顧我，怎麼辦呢？但想一想，我會接受移植，會配對成功有人捐贈、車禍又沒骨折，能夠走到這一步，實在不是出於我，而是神的安排，那麼就主耶穌負責吧！再說，如果我連命都可能沒有，洗不洗澡又有甚麼重要呢？這樣想的時候，既來之則安之，我的心就平穩下來，反正有命活的時候就一天過一天，我一定會出無菌加護病房的。

# 愛分享

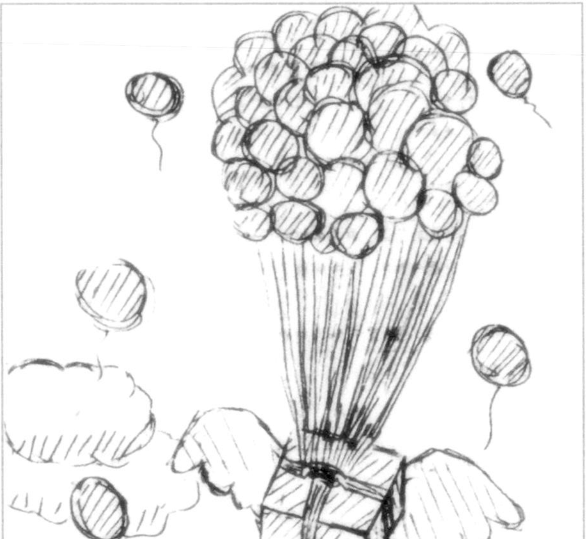

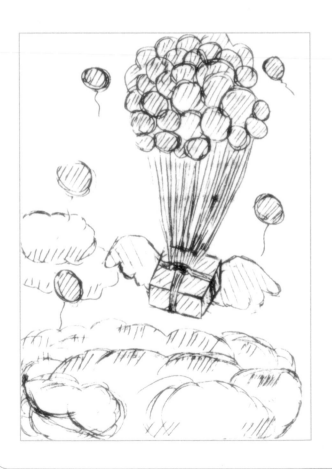

在還沒有決定如何治療的那段期間，有許多人關心我，為我禱告，我永遠記得，住院時，有位姊妹天天打電話給我，陪我禱告，告訴我不要放棄，甚至她還跟家人商量，要拿出一筆錢來幫助我，雖然這筆錢數目並不大，對整個這筆藥費來講，並沒有決定性影響，但當時我真的感動得流淚！

我當時並不知道，主會怎麼帶領我過這一關，但是我知道，有很多人希望我活下去，是這許多人的希望與愛，讓我知道，我會活下去。

有一位我並不熟的年長姊妹，特定從美國打長途電話來，要陪我禱告，雖然這通電話我沒有接到，但我也會永遠記得這件事。

在無菌室時的日子也是一樣，有時一天沒力氣上臉書向大家報告我的現況，就有人非常擔心了。

有時候，我會收到一些奉獻包（信封裡裝有錢的），我把這些奉獻包都收成一疊，為這些幫助我的人禱告；我相信，主耶穌會紀念他們的這份愛。

愛，是一種分享；分享，是因為愛。

# 綠衣天使

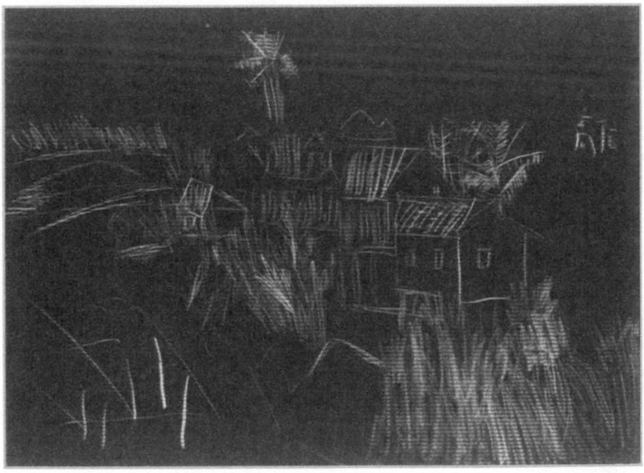

那時，我每天的盼望，就是見到我的綠衣天使，這當然不是指郵差，而是在無菌室照顧我的護理師，因為我每次見到她們，都是穿綠色隔離衣、戴綠色隔離帽及口罩，連腳都要穿上綠色隔離套的護理師。

她們是定時進來的，換床單、給藥、倒垃圾、倒水等，每天上班固定的時間照顧我們四間病房病人的起居，一般病房護理師不做的工作，她們在這裡都得做。其中有一個綠衣天使，是我永遠難忘的，她真的是我的天使，那就是小婷。

小婷這個女孩很細心，她每次小夜班，都幫我擦澡、洗頭、換衣服，怕我冷了還拿暖氣給我，睡前幫我洗臉刷牙，那時我的手根本連拿起漱口杯的力氣都沒有，她就幫我拿杯子，餵我漱口、刷牙、吃藥。然後，把呼叫鈴夾在我被子上，告訴我夜裡起來上廁所，或者有什麼事，可以隨時呼叫她。並且，我們常常談笑風生，讓別床痛苦到不想活的病人很羨慕，她總能關心我今天瘦了多少，不必到減肥中心減一公斤一萬元，省了多少錢；她總能正面的激勵病人。

每天晚上，丈夫在玻璃門窗外看我的時候，小婷都會記得，把我今天的情形告訴丈夫，讓他安心。即使我離開無菌室後，小婷還會關心我的狀況，告訴我遇到甚麼狀況該如何處理。

進入無菌室一週後，我的頭髮又長出來，但卻是掉毛最厲害的時候，是小婷親自用理髮師的剃刀幫我剃光的，我還說：「原來無菌室護理師還要會理髮哩！」

「其實我本來的志願就是做髮型設計師。」我記得小婷是這麼說的。她剪好後，還欣賞了一下我的光頭，問我新髮型滿不滿意，我說滿意極了，她開心的笑了。

當我要離開無菌室前，我對小婷說：「我老公問，出去後他可不可以跟我親親？」

「可以啊！要戴口罩。」小婷這麼回答，然後我又問：「請問戴口罩怎麼親親啊？」然後，我們都笑了。

當我離開無菌室轉入普通病房後，跟我那當護理長的同學提起小婷對病人有多好時，我同學說這不都是應該做的事嗎？我說：「或許是吧！但你做了應該做的小事，會影響別人的一生，讓人永遠難忘。」

如果我們在工作中都抱持這種信念，帶給自己也帶給別人生命的力量，喜悅的動力，那麼你每一個工作的時間都將變得無價，因為生命的力量是無價的。

小婷，我永遠會記得妳。很多事我也許會忘記，但我不會忘記那段時間，妳在我身上所做的。我不會忘記，在我肉體最痛苦的時候，妳曾經帶給我的笑聲！還有妳在無菌室紀錄紙上，所寫給我祝福的話，一直都貼在我的牆上。

# 一天瘦一公斤

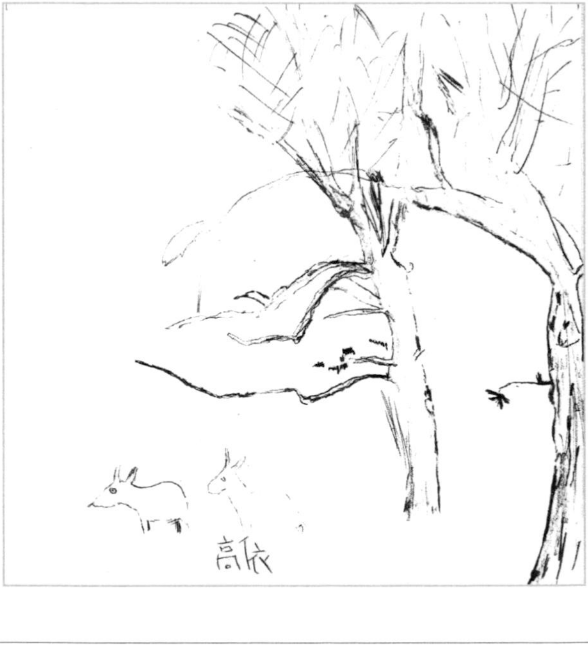

在無菌室，當周邊血幹細胞輸進去，加上先前超高劑量化療與全身性放射線治療的反應，我根本沒有力氣，也沒有辦法吃東西。

在無菌室內要吃任何東西，都是要經過消毒，飲料水果必須鐵罐或玻璃罐裝（因為經過高壓處理），烹調食物都要經過高溫高壓消毒，但消毒過的食物，非常難吃，聞了就想吐！所以那時候，我根本沒有跟病房訂餐；有一次，好不容易想吃牛筋麵，丈夫帶來經過消毒後，我吃下去才三分之一碗，不到十分鐘，全都吐出來，吐得很厲害，讓我再也不敢吃烹調食物了。

那麼我吃甚麼維生呢？靠打點滴，就是營養針；醫師隨時監測我血液中各項指數，有時鉀或鎂不足，就要打藥補充。至於從口中吃入些甚麼呢？一天吃三罐燕窩及一罐罐頭水果，這個不會吐。

後來，我才知道無菌室的病人，大多吐得比我嚴重，幾乎整天就是抱著小臉盆坐在床上吐。所以，我不吃也就少吐。醫師們每次到無菌室，隔著玻璃窗看我時，就說我不吃沒關係，因為我有本錢瘦，想想我進去時是九十八公斤，醫師們都說我可以瘦到八十五公斤沒有問題，所以在無菌室的日子，我幾乎可說一天瘦一公斤。

這很奇妙，每個醫師及護理師都沒看過得癌症進無菌室的病人，怎麼有這麼胖的？我那時也不明白，自己怎麼胖成這樣？記得我在還沒有發病時，就胖到九十公斤，做了高劑量類固醇治療，又上升到九十八公斤。進入無菌室，接受了移植，沒想到一天瘦一公斤，真是太划算了。

離開無菌室後，慢慢能吃一點，但胃口整個改變，所以移植後快一年瘦了三十公斤。但是，這是我願意胖，願意瘦的嗎？其實胖的時候沒有狂吃，瘦的時候也迫不得已，一切不是我願意，不是我做主，而是耶穌是主。我想，可能是神讓我有本錢，可禁得起那種治療的日子吧！

# 同學會

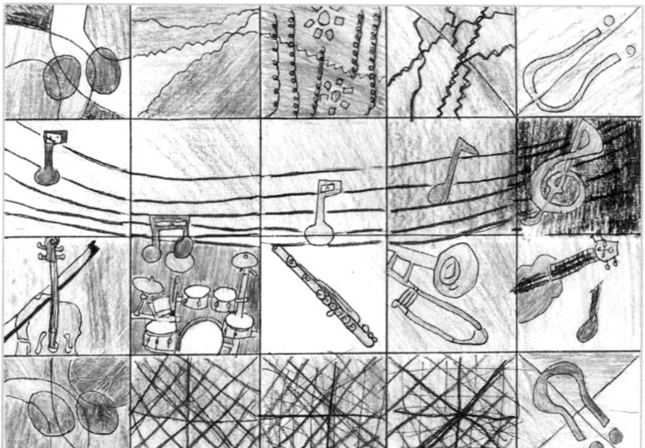

那年的同學會我並沒有參加，但卻使我永遠難忘。

當時，我住在無菌室裡，正接受異體周邊血幹細胞移植後不久，白血球降到只有零至五顆，全身沒有力氣，但那天是同學會的日子，同學們從餐廳打電話來給我，那次參加的有將近三十人，幾乎所有同學都跟我說話，一個個叫我要加油，還說下一次是畢業三十年的同學會，大家都推舉要由我來主辦，所以我一定要好起來。

這使我不由自主的想起了那些年，我們一起住校的日子，那是跟別人青春年少的高中時代有點不一樣，有歡笑有淚水，有晨曦有晚霞。我們一同數著星星訴說夢想，一同等著救火車送水，一同在校園裡踩著泥濘的土壤；師生們一起吃棒棒冰，一起排隊吃飯、洗碗，討論著今天的菜色如何，一起在宿舍寢室門前洗衣服，一起在天台晾衣服、說心事，還記得上課時我們總是邊走邊跑，到了晚自習就拼命傳紙條，還要跟舍監老師玩躲貓貓！這些生命中不可抹滅的時光，一生只有一次。

青春，一生只有一次！我們一同度過，那些年，我們一起度過沒有水的日子；那些年，我們越牆去買零食；那些年，我們追過男老師；那些年，我們一同在校園哭泣，在課堂大笑……。如今，我依稀記得妳們那如花初綻的容顏。

當我逐漸康復，我會記得在無菌室時，妳們打電話來鼓勵著我，分享著同學會的點點滴滴，我知道妳們在等著我好起來，跟妳們見面，細數共有的青春時光。並且，每年的同學會我們都要相約見面，珍惜每一個在世上的日子。

# 彼此相愛

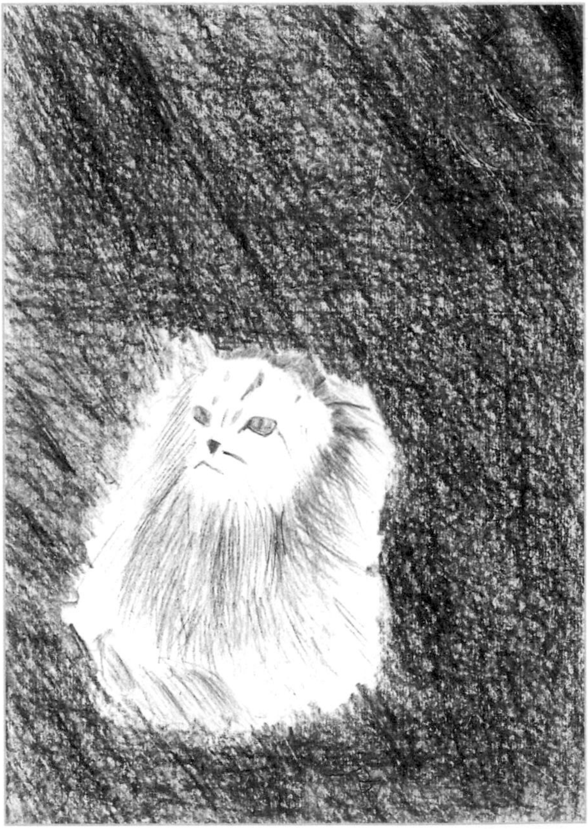

每一天，我都要問丈夫：「熊熊是不是最喜歡這個寶寶呢？」丈夫就回答：「不是喜歡，熊熊是很愛這個寶寶！」

「熊熊為甚麼很愛這個寶寶呢？」我總這樣問。

「因為這個寶寶是主耶穌給熊熊的啊！所以熊熊要好好保管！」他總這樣說。

我有點明白了，因為是主耶穌給的，所以我都愛。我們相信神所給的是最好的，而不是自己揀選以為最好的。我們相愛，不是因為我們能愛，不是因為我們可愛，而是因為神先愛了我們；我們知道祂為我們所預備的，都是最適合我們的，都是最好的。我們所相信的，不是人天然裡殘缺的愛，而是神無條件裡永遠犧牲的愛。

神愛我們，祂的愛是一種犧牲，甚至於祂自己成為人，就是耶穌到這世上來，歷經三十三年半的人性生活，末了被釘十架，歷經死並復活，將祂的神性從祂人性的體殼裡釋放出來，把祂神聖永遠的生命得以分賜到相信祂的人裡面，祂的愛就在此顯明了。愛，是犧牲，是分賜，是給予。

神愛我們，為我們訂定了永遠上好的福分，而所有在我們身邊的人事物，都是為著因神愛我們而效力。

如果僅僅只是人肉體關係裡的愛，靠著我們天然的人性，我們很難愛！但是因為知道神愛我們，所以我們能愛；因為知道是神給我們的，所以我們去愛。所有神所給我們的，都是最可愛的。

# 鑽石之愛

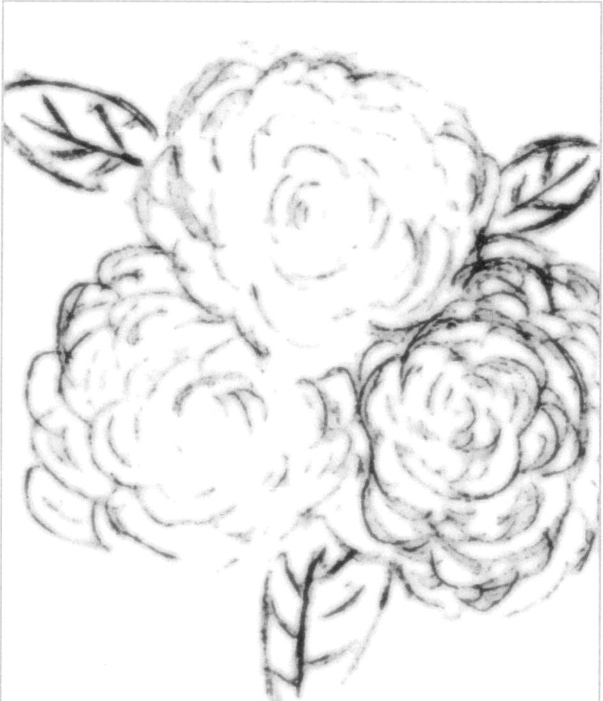

我們結婚時沒有鑽石，現在也沒有，但我們彼此是對方的鑽石，為甚麼呢？因為婚姻生活的高溫高壓，把我們這原屬泥土的人，變化成為晶瑩剔透的鑽石。

鑽石是變化來的，是石頭經過長時間的高溫高壓而產生的。婚姻生活不是外面看起來的順暢甜美，而是我們這個人，需要藉著生活，從裡而外的被變化；使我們在彼此眼中，在神眼中，是一顆寶貴的鑽石。

婚姻，不是看見有多少物質的鑽石，而是看見對方就是你一生中最珍貴的鑽石。我常覺得，我隨身攜帶的鑽石，有七八十公斤重，那我一定是世界首富了！愛的祕密就是對方永遠是你最寶貴的鑽石。

只要我住院，他一定都住在醫院，醫院就成了我們的家。在無菌室的時候，他也一下班就到醫院，陪我到我要睡覺，再老遠開車趕回家裡洗衣服、睡覺，第二天上班。因為，我們彼此是對方在世上唯一的財產。

婚姻其實是要經過風暴的。我們經過不少的風暴，不僅是外面物質的轉換，更是裡面情感的歷練。許多個爭吵，許多次頭也不回，許多時候多麼想揮一揮衣袖，但是我們相信，對方是神給我們最好的配搭，為了要讓我們這屬肉體的人，變化成為全然屬神的人。

不是彼此不會走錯路，而是神一直用祂屬性裡的愛、光、聖、義來對待我們，叫我們看見，神的愛與信實，才是永不改變的事實。

每個人都有許多意見，許多情緒，甚至許多觀念與堅持，但是生活的相處，我們學會為對方設想，放下自己。我們學會對方永遠是自己的十字架，十字架就是了結我們天然肉體裡的許多弱點，而讓神的成分能以不斷加多到我們裡面，使我們這個人被變化成為巨大的鑽石。

鑽石是宇宙萬年歷程，在火山爆發中，在地底岩漿裡變化來的。我們的配偶是自己最寶貴的鑽石；而婚姻生活的風風雨雨、高溫高壓，都是要把我們變化成為鑽石，所以我們是全世界最幸福的人，也是最富有的人。

# 我與你的距離有多遠

Impression au soleil levant

Claude Monet

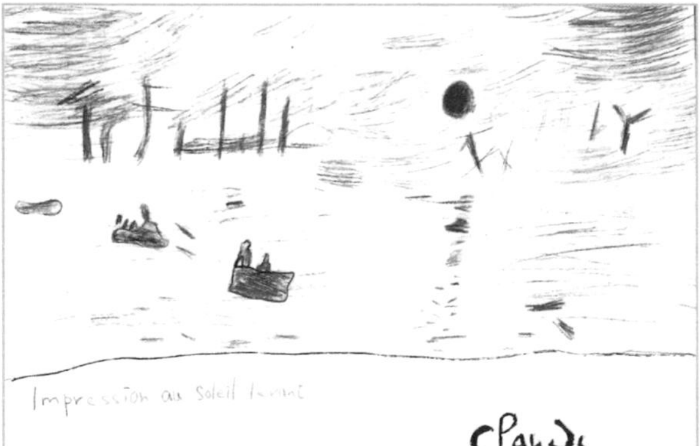

這世界最遙遠的距離，是身體如此接近，心卻是如此陌生；最近的距離，是你在我裡面，我也在你裡面。最遠的距離是天天相處，卻沒有交會；最近的距離是看不見摸不著，卻心意相通。有時候，人與人間的距離可以如此遙遠；有時候，人與神的距離可以如此親近。

當我坐周邊血幹細胞異體移植，住院在無菌室時，那是我第一次感到這種情況。丈夫跟我隔著玻璃門外，講話必須拿起對講機；護理師穿戴著隔離衣帽與口罩，有時根本搞不清誰是誰？究竟是門窗內的護理師與我最近呢？還是門窗外至愛的丈夫？喔，這時與我最親近的不是身外的距離，而是在我裡面的主耶穌了。

每一次，護理師進來進行治療時，好想有人跟我講話，但只是詢問一下，除非是晚班護理師幫我洗頭擦澡時，才有比較多的交談；有時候甚至覺得，表面口頭上的言語，也不是那麼重要了。

也許，她們關心著我的身體變化，各項檢驗指數，很盡職照顧我的起居，但我卻對她們如此不清楚，心與心的距離如此遙遠。那時我想著，如果此刻我死去，身體的一切狀況都成虛無，那麼我的靈魂將到主耶穌那裡去，我與主之間的關係才是最重要的，這個親密的同在，對我而言才是最實際的東西，因為那是我永遠的歸處。那麼，我將經營的，我將熟練的，是短暫表面跟人的關係，還是永遠實際跟神的關係？所以，每一天，那時在無菌室的每一天，我認真經營著我跟神的關係，如果明天我不再睡醒，那麼我將與我永遠的愛人——主耶穌同在。

於是，當我的焦距對準主耶穌時，我不再想玻璃窗外的丈夫，他今天如何？該幫我做甚麼？不再想著在房內穿戴隔離衣帽的護理師，今天又要做甚麼治療？如果沒有主耶穌在我裡面，那段日子就是恐懼憂愁的，但是因為有主耶穌在我裡面一直的跟我說話，所以我滿有喜樂平安，還能跟人幽默聊天，因為那位充滿喜樂平安的神，如今在我裡面與我一同生活。

# 誰是主人

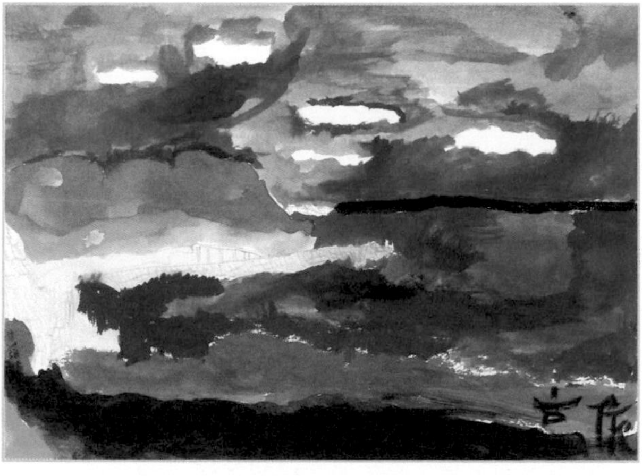

在無菌室時，隔壁床有個年輕女孩，不到三十歲，因為淋巴癌做骨髓移植住進來，在住普通病房時，就潰瘍嚴重到不能吃喝，又嚴重嘔吐，非常痛苦，如今在無菌室就更嚴重了。所以，每當她的母親或姐姐來看她時，總是隔著玻璃窗，哭訴著不想活了，家人聽到就很傷心地勸導她、鼓勵她，盼望她有活下去的勇氣，但是並沒有多大用處，直到聽到我病房內跟護理師的笑聲時，她說她很羨慕。

當然，我也不是一進無菌室就會笑的。當我白血球降到零，不能吃喝，嘔吐、潰瘍等許多種種痛苦的情形找上我時，我也曾經想：「如果下次再叫我做移植，我一定不玩了！」

但似乎有人對我說：「如果妳想玩就玩，想不玩就不玩，那到底誰是主人啊？」

生，不是我決定；死，也不是我決定。生與死之間，有多少的際遇，當然也不是我能決定的。既然不是我決定，那麼我有甚麼權利想玩就玩，想不玩就不玩呢？我是有主人的人，我不是路邊的野狗，我是活在羊群有牧人帶領的小羊；而那創造萬有之神是我的主人，我一切境遇都由祂來安排，我相信祂一切安排都有最好的打算，都是為著我的益處。所以，我的一切都由祂來帶領，我在祂的手中，在祂愛的懷抱裡；祂所安排給我的一些環境，無論是甘是苦，是酸是甜，我知道那都是因為祂愛的緣故。

都已經到了無菌室，還有甚麼活不下去的呢？此刻，隔絕一切世上的塵埃，與主同在享受無比的喜樂。如果再有一次，這種生不如死的境遇，我會如何呢？我知道如果再有一次，必有祂的計畫；我知道只要是祂的主張，必是出於對我的愛，出於祂的我都完全順服；我知道，我肉體上的活與不活，都不是出於我的心意，乃是出於祂的美意。縱使淚已成河，但我知道，那會記念到永遠，淚水將成為永遠永活的生命水河。

我知道我或生或死，總是主的人，我沒有自己的選擇，也沒有自己的意見，所以我願意完全順服在祂手中，這樣的順服，叫神與人都同得喜樂滿足。

# 窗外的陽光

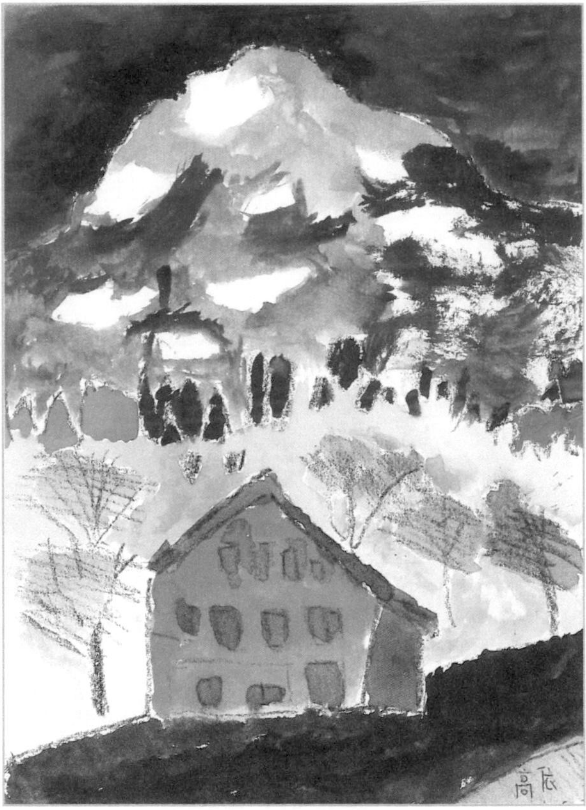

偶爾，我可以從無菌室玻璃窗外的走道上，看到折射進來的陽光，但大部分的時候，百葉窗是拉下的，也就是根本不清楚外面的情景，除非等到丈夫下班來看我時，隔著玻璃窗，藉著對講機通話，我才約約知曉今天是冷是熱，是晴是雨。

無論外面的天氣如何，我的心中總有陽光；主耶穌就是我的陽光。每一天，如果不是躺在床上抬起頭就能看到時鐘，如果不是護理師有三班制的工作，我連夜晚或白天也不知道。但就這樣，隨著時鐘分分秒秒，看著時間的流逝，等待著明天的檢驗報告數字會更好。

在那些日子裡，因為身體極其不適，一天難得有力氣打開電腦上網一次，從臉書告知大家我目前的情形，感謝當時有各地朋友的關心，有的朋友甚至我一天沒上網，他們就很擔心，所以我必須跟大家報告狀況，其實真的連坐起來的力氣都沒有。

有時候，會有一些朋友來，隔著玻璃窗看我，但我講不了幾句話，身體很虛弱。有一次，有一群朋友結伴來看我，每個人都跟我講幾句話，為我禱告，我記得他們；也有人來帶了新鮮營養的果汁，但其實在無菌室是不能吃現打果汁的。

最讓我激動的是，我的母親來看我，她不是我親生母親，我們從小也沒有特別親，但她卻從我小學時養育我長大，一直照顧著我。這一刻，她直接想從護理站衝進來，但護理師告訴她，病房是不能進去的，要看我必須在走道外隔著玻璃窗，用對講機講話，她就繞了一圈，看到我後，也替坐輪椅的父親表達了對我的關心。那一刻，我想著外面天氣好不好，她怎麼過來的？爸爸身體好不好？但是這些我都管不了，我唯一能做的就是向主耶穌禱告，希望他們不要白髮人送黑髮人，希望他們的生活中滿有和煦的陽光。

生命就是這樣，誰也不知道誰會先離世。無論我比我父母先走或後走，我都會在永遠裡想念他們，祝福他們。每一個為我祝福過的人，我也會祝福他們；當你為別人祝福時，你的生命就發光。所以，當我們活在這世上時，能夠做的事，就是活得燦爛，活出光輝。祝福別人，讓你在這暗黑世代中，成為一盞燭燈，一線光明。

不要看今天有沒有陽光，不要看夜有多黑，要問自己的心中有沒有陽光？是不是願做點燃的那一根燭光？當我們的心中有光，當我們成為那一盞燈，就不怕任何的黑暗。

# 最長的白日

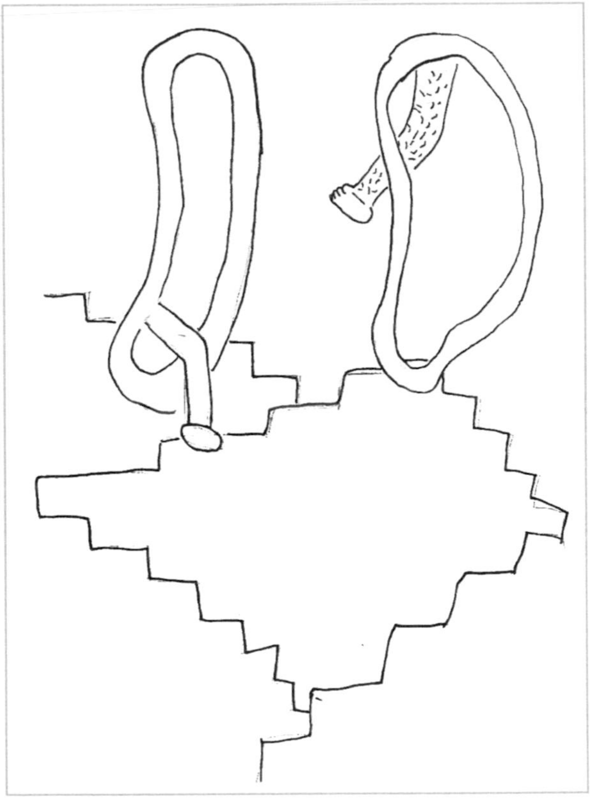

那可能是我遇過最長的白日了。白血球從五顆竄升到五百那一天起，護理師就告訴我，我可以準備出無菌室了，預計三天後可以出無菌室，轉到普通病房。

我等待這一天，已經等待快半個月了，然而預定要出無菌室的那一天，還沒有排到床位，但那一天一定要出無菌室，因為已經預定好要住進來進行移植的病人是哪一位，所以要整個清理消毒房間。每一個病人的時間表都排得滿滿的，普通病房一定要有人出院有空床，我一定要移出無菌室，騰出空間給別人，即使我想多住一天也不行。

從那天早上開始，丈夫就請假，為著要把我移出來，但從早上開始等卻一直沒等到普通病房的床位，等到下午還是沒床位！這時候我們很擔心，萬一晚上才叫我們搬移，那真的很累人，因為要搬東西、吃飯、盥洗、整理物品等一堆事情，這時候，我明白甚麼叫黎明前的黑夜總是那麼長。

無論黑夜有多麼黑，黑得那麼長，但黎明一定會到來，雖然等待是那麼的無奈，但是光明一定會出現。在等待的過程中，總是一直看時鐘滴答滴答，總是一直詢問有沒有床位了？但是又如何，這只是時間問題，在這一天，我一定會出去無菌室的。所以，我學會了在等待中的安靜。

我們基督徒的一生也是這樣的。也許漫長，也許黑暗，但那日的榮耀終究會來到！所以不要看現在沒有的，不要看人生的缺失，要知道當那日將會沒有眼淚，沒有痛苦，沒有衝突，只有讚美，只有歡唱！

我們要看見結果的美好，並預嘗美好的結果；不要看過程的困難，一切的焦躁不耐都是無益的；反而要預先享受美好結果中的一切安穩，因為那才是真實。我這樣想著時，果然，護理師就通知我準備遷出無菌室，說普通病房已經有房間了；那是傍晚，在一天白日的末了，我進入了一個真正的黎明。

浴火鳳凰

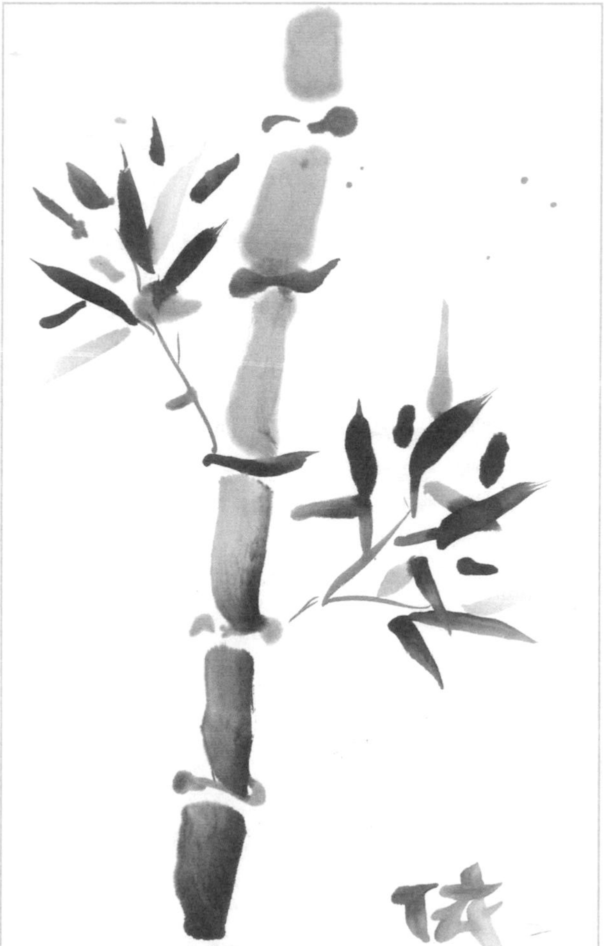

傳說中，有一種鳥擁有黃金羽翼，身著五彩斑斕，艷麗非凡。牠每五百年會投入火中，經過火的燒煉，然後以一種嶄新形體的生命，從火中重新出現，如同脫胎換骨般，飛向永恆，這種鳥俗稱鳳凰，就是所謂「浴火鳳凰」的故事來源。

雖然這只是個傳說，但是就在我離開無菌室，搬到普通病房後不久，我經歷了甚麼叫浴火鳳凰？剛開始，只覺得全身肌肉神經很痛，以為是移植的正常反應，不以為意，但突然才兩天，就發現手腳癢得不得了，且有小水泡形成！當時，主任來看我，一看就說應該是移植體入侵宿主的疾病，反應在皮膚上。

但是，這個痛跟癢相當厲害，一般都是皮膚癢，這還會痛，而且痛到甚麼程度呢？手腳都起了相當大的水泡，腳不能站立，手不能拿東西，痛到需要每天定時打嗎啡的程度！照顧我的人幾乎都要把我的手腳綁起來，避免我去抓破水泡，引起嚴重感染。

那時候，由血液腫瘤科會診皮膚科，到了皮膚科，還要做切片，確診我的皮膚是由於移植引起的反應。雖然平常已經很痛了，但是眼睜睜看著醫師手持手術刀，劃破我的腳掌，取出血肉組織做切片，還要縫合兩針，真是讓我痛得大叫，即使已經打了麻醉，但割肉與縫合仍然很痛！只希望醫師技術好一點，能夠早點完成，不過，這能怎麼樣呢？再怎麼痛苦，我都從無菌室出來了，就當成我在無菌室時已經死了，死人是不會有痛感的，我一遍一遍這樣告訴自己、告訴主耶穌，我願與基督同死同活。

那些日子，當然也是不能洗澡的，才出無菌室，以為可以在外面洗個舒服澡，沒料到這個移植現象，叫我只能由看護幫我擦澡，而且還要很小心，不能弄破皮膚，比在無菌室擦澡都困難。

當時，已經是夏天了，不能洗澡很難過，而且每天還要去全身皮膚照光，這絕對不是像三溫暖烤箱那麼舒服，因為那個照射光很強，還要戴特殊眼鏡避免眼睛受傷，一張板凳坐在很狹小，像太空艙更衣間的治療空間內，每次要做到四十分鐘，全身很熱很痛很難過，所以在那治療時間中，我只能默默的藉著呼求主耶穌的名與禱告而度過。

一天一天過去，手腳的水泡變大變乾，乾掉的水泡就會脫皮，醫師一再交代我不可去幫助它脫落，不要用手去剝皮，萬一摳破了容易引起感染，但是一層層乾的皮很難過，偶爾我還是會幫助一下，總是撕皮的時候，不要被別人看到，所以我的床四周，總是有一大堆皮屑，皮屑還是小事，我通常都會張皮撕下來，一張皮有半個手掌那麼大！

等到十天後，皮都掉得擦不多了，也就不痛了！那時，我整個人煥然一新，全身像換了層皮一樣，我才真正明白甚麼是浴火鳳凰，就是經歷死的痛苦，全身血肉都更換，重新再得著新的生命，享受生命的喜悅。沒有經過火的試驗，沒有經過死，怎麼會有新生呢？生命是要經過痛苦過程的。每一個死的痛苦，都是為了生之美麗。

# 有一種感染

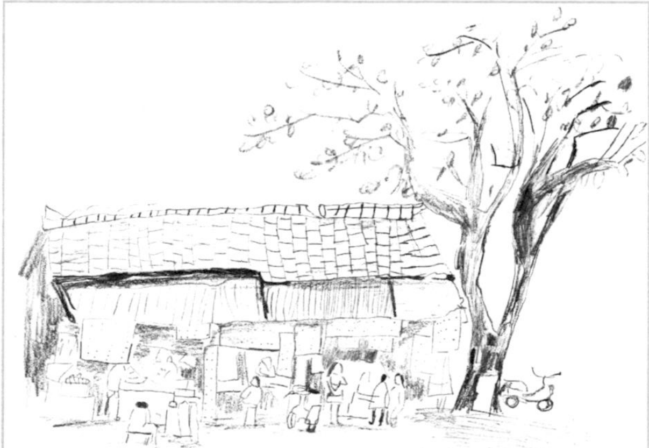

有一種感染，迅雷不及掩耳的發展；有一種感染，點線面的放肆擴張；有一種感染，從細胞到全身的蔓延成長。有一種感染，像凱旋隊伍的得勝宣揚，將失敗吞滅；像生命吞滅死亡，光明驅走黑暗。

那時，我被認定是在周邊血幹細胞異體移植後，受到了感染。首先，沒有甚麼其他症狀，就是每天都會發燒，找不出原因的發燒，驗血的感染指數偏高，必須在醫院病房內打抗生素，幾乎所有的抗生素都用到了，但是依然每天發燒。

因為感染，所以不能出院；好不容易停了幾天不發燒，才出院就因突然高燒又入院，好像我離不開醫院似的。醫師說要好好查明原因，先是做骨髓切片，檢查我是不是骨髓又發現癌細胞而移植失敗了，但經過檢查，確認骨髓沒有問題，移植是成功的。接著，要做全身感染掃描，就是把我推到核子醫學部，從靜脈打了放射藥物，然後推到像太空艙的機器裡，順著血液循環全身掃描，看到底身體裡是哪裡感染呢？但是，仍然找不到原因。

每天的發燒，哪裡都不能去，全身都因發燒引起不舒服，又不太能吃，體重直線下降，沒有人知道我到底能不能出院？但是我渴慕出院已經很久了！每一天在病房裡，我能做的只有跟主耶穌溝通，我的禱告是求祂讓我繼續活下去嗎？不是的！是讓祂在我身上伸張祂的權力，開展祂的得勝。每當我呼求祂的名，我就感覺呼出了我一切的愁苦，而吸入祂的喜樂，祂的喜樂吞滅我的愁苦。每當我讚美祂，得勝的旌旗就在我頭上揮舞。每當我與祂往來交通，我就感到生命吞滅死亡，因為祂就是生命，生命來了，死亡就不存在。我知道有一天，肉體的生命都會敗亡，但是屬靈的生命會到永遠，這是誰也不能奪走的，這生命吞滅一切死亡消極的景象，叫我們在患難中仍能高歌，在困境中還能歡笑；而這樣的高歌與歡笑，的的確確可以把黑暗驅走，把死亡趕跑。

生命在揮舞，死亡只能低頭離去。生命，從一個細胞開始，到千萬細胞的構成，構成一種相互的作用，彼此協調相互運作，成為一個身體。今天也是一樣，生命產生生命，生命吞滅死亡；我接受基督作生命，吞滅陰間死亡權勢。當我越吸取這生命的供應，這生命就在我裡面擴大並擴展，直湧入永遠的生命。我相信這一種感染，並確知這一種感染的力量，比甚麼都大，大過一切病菌的感染。

因此，在醫師都找不出任何原因的感染中，我身上的喜克曼管必須動手術拔除了，因為它被懷疑是感染的來源；不過並沒有用，發燒仍然延續，靠不斷打針與吃退燒藥，這樣每天發燒一次，來來回回去醫院的情形，直到移植後半年，突然有一天不發燒了，兩天不發燒，三天不發燒，就穩定下來了，不知道是甚麼東西感染，不知道為什麼又不感染了，一切都正常了。直到一年後，我知道有一些病人作移植，因為感染就這樣離世了，而我仍然活著，並且活得喜樂、健康、滿足。

當你站在正面能量中，並讓其範圍不斷擴大，負面力量就消散；當你感謝讚美時，埋怨苦毒就離你而去。感染，會不斷擴展；但有一種感染，是積極取代消極，愛勝過恨，光明驅走黑暗，生命吞滅死亡。你是否選擇，這一種感染，在你人生的地土上擴大。

# 呼吸天上空氣

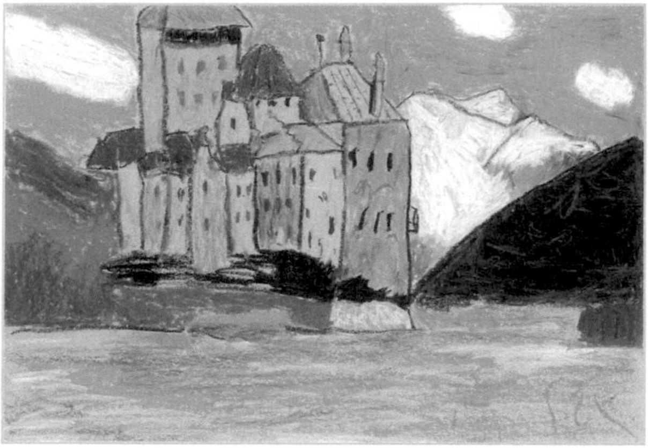

在我做周邊血幹細胞異體移植的三個月後，因為胸悶、發燒等排斥感染現象還在住院，但三個月了，怎麼還會呼吸不順呢？甚至於常常感到胸悶，醫師就為我做了一系列的檢查，檢查結果出來，是因為移植體入侵宿主所產生的疾病，叫做「阻塞性小支氣管炎」，除了服藥打針以外，還要常常用氧氣。

準備出院回家的時候，我跟丈夫問醫師：「家裡需要準備氧氣嗎？我甚麼時候會好？」醫師回答：「家裡還是要準備著氧氣吧！應該是不太可能會好！」所以，我們就開始規劃出院回家，家裡要準備些甚麼，除了血壓計、耳溫槍、動脈氧測量器、血糖機外，還要準備一台製氧機。當然，製氧機也有租的，但丈夫認為我既然不會好，要長期使用，還是買比較划算。

出院當天，一位朋友從高雄來看我，才發現我連去吃飯走幾步路回來的力氣都沒有，走不到二十公尺就氣喘吁吁了，講話沒幾句也會喘，這就可能就是肺部的問題，因為很喘，當天就通知醫療器材專賣店，把製氧機送來。忍痛花了幾萬元買了製氧機，近萬元買了血氧測量器。接連幾個月下來，除了白天偶爾會喘以外，幾乎晚上睡覺都要用氧氣。

我並不覺得這是一件麻煩事，我很感謝主耶穌，讓我還有錢買製氧機，讓我還能用機器製造的氧氣活著，但我相信有一天，我不需要靠機器製造的氧氣，因為我所呼吸的，是天上空氣。我想起了那首詩歌：「我們呼吸天上空氣，香味從天而來，但願每魂脫離肉體，每靈都充滿愛」。在那些日子裡，我一樣讀聖經、禱告，每逢睡覺用氧氣前，總是對主耶穌說，「主耶穌的寶貝要睡覺囉！給我一個好的呼吸！」

這樣，一天過一天，我用氧氣的時間越來越少，白天幾乎都不必用了，晚上偶爾要用，三個月後，我也可以正常睡覺不必用氧氣了。移植的半年多後，再檢查肺部，竟沒有問題，醫師也覺得很稀奇，狀況非常好，超出預料。

其實，當時我並未求神對我疾病完全醫治，只求神在我全人身上完全掌權。現在，製氧機還在我家，套了個防塵布，不知道在我家有甚麼用？但我相信，我可以不必用製氧機，是因為一直呼吸天上空氣。甚麼是天上空氣呢？就是呼求主耶穌，跟主耶穌禱告並交談；這一種呼求，這一種親密的交談，使全能的神，能夠將權柄施行在人身上，而將一切不可能，變成可能。在祂，沒有難成的事。

【後記】

# 因為愛，我存在

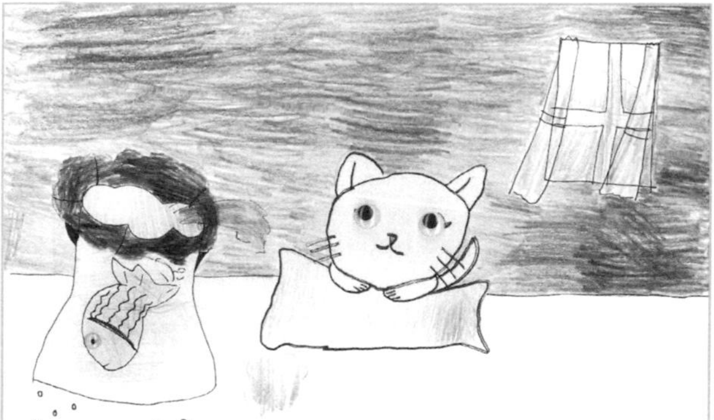

因為愛，我存在，
你的愛是我呼吸所賴，
因為愛，我存在，
你的愛是我生存命脈，
哦，主耶穌你是愛，
我是你寶血所買，
我屬你沒有更改，
所以我不會悲哀，
只有讚美與感戴，
因為愛，我存在，
我的命運是你來安排，
所以我不擔憂不驚駭，
因為愛，我存在，
愛著你我就幸福滿懷，

我也滿足愛著你所愛，
因為愛，我存在，
你吸引我們眾人相愛，
從此愛由你擴展開來。

（蕭正儀寫於二〇一二年六月幹細胞異體移植後三個月）

# 【後記】神的DNA

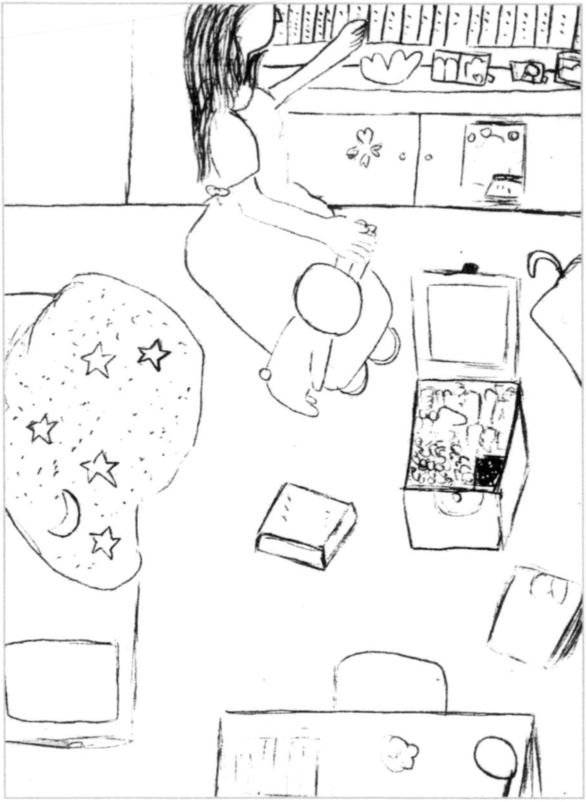

當我得了憂鬱症後，又得了癌症，得了癌症後憂鬱症也好了，如今「多發性骨髓瘤」這癌症也可說是治癒了。在這過程中，我真正經歷到人生有許多的無奈，但在這無奈中有愛；因為愛，我存在。

那甚麼是愛呢？聖經上說，神就是愛，愛是神的素質，在這素質裡，我們享受愛並產生愛、擴散愛。愛不是其他的東西，愛就是神自己，有了神就有了真正的愛，有了神我們才有能力去愛。在創世以前，神就為我們布置一切，若沒有神，若沒有神是愛，一切天地萬物不會這樣產生，不會這樣在一個宇宙生命的循環裡；我們也不會平白享受空氣、陽光、水，不會有這一切的因緣聚合。因為神用永遠的愛愛了我們，在神永遠之愛的眼光裡，人是神所愛，神要在人身上得到彰顯、擴大、擴展，這是人最大的榮耀。

人生有許多的無奈，也許我們不一定是無奈地來到這世上，但這畢竟也是一個不由己的無奈。接著，我們會碰到許多成功失敗，碰到許多悲歡離合，這也是無奈！然後，就算你生活中應有盡有，就算你一無所缺，你也不得不面對人生中的生老病死！尤其，自我得癌症後，深深感到，人生在世，不是得面對身邊的人離開這個世界，就是自己離開世界。在你人生的旅程中，有人上車有人下車，然後有一天你也會下車。世界對於我們，就是一趟旅程。但是你知道，你下車之後要去哪裡嗎？這就是永遠生命的奧秘。

甚麼是永遠生命呢？只有神自己是永遠，永遠生命就是神自己。當神創造人的時候，向人吹了一口氣，使人裡面有靈，而神是靈；是靈的神要進入人的靈裡面作生命，使人得到永遠的生命。所以，神創造人後把人放在生命樹前，乃是要人接受神作生命；但人背離神，選擇了知識善惡樹，而在神面前成了有罪的，不得進到神前討神喜悅。直到兩千多年前，神親自成為人子耶穌，到這世上來，為擔當世人的罪而死在十字架上，清除人在神面前一切的罪債，並三天後復活成為賜生命的靈，得以進到人的靈裡面，作人的生命，使人得著神的生命，就是永遠的生命。

人的生命無論再如何修行做好，終究是人有限的生命，不是神永遠的生命，除非人有神永遠生命的基因，就是賜生命之靈的實際，人才能得著永遠。

在我癌症治療的過程中，第一次自體移植，就是自己的幹細胞輸給自己，結果失敗了，醫師認為那是我自己的幹細胞裡就有不好的基因，因此沒有辦法治癒。在第二次異體移植的治療中，我輸了別人的幹細胞，就是別人的造血基因，結果我的ＤＮＡ就變成別人的，血型也從Ｏ型變為Ａ型，逐步穩定當中，這可才算是治癒。

同樣的，人也是這樣，人自己的生命是不可能變好的，除非人得到神的生命，有神永遠的生命，至終與神一式一樣，而成為神的彰顯。所以，在我物質的身體裡，有別人的ＤＮＡ；而在我全人的生命裡，有神的ＤＮＡ，就是神的靈住在我的靈裡。人的靈是甚麼？就是人的最深處。神的靈要從我們的最深處，擴展到我們的魂，就是我們的心思、意志、情感裡，然後擴展到我們的身體，最後甚至叫我們在主耶穌基督回來時，身體得以復活改變形狀，同形於祂榮耀的身體，至終叫我們與祂同得榮耀，享受宇宙一切的豐富，生命真正的豐滿，直到永遠。這是真正的醫治與拯救。

新銳生活13　PE0073

新銳文創
INDEPENDENT & UNIQUE

# 因為愛，我存在
## ——一個癌症病人心情故事與一個亞斯伯格症青少年心靈圖畫

| | |
|---|---|
| 作　　者 | 蕭正儀 |
| 繪　　者 | 高　依 |
| 責任編輯 | 陳佳怡 |
| 圖文排版 | 周妤靜 |
| 封面設計 | 李孟瑾 |

| | |
|---|---|
| 出版策劃 | 新銳文創 |
| 發 行 人 | 宋政坤 |
| 法律顧問 | 毛國樑　律師 |
| 製作發行 | 秀威資訊科技股份有限公司<br>114 台北市內湖區瑞光路76巷65號1樓<br>電話：+886-2-2796-3638　傳真：+886-2-2796-1377<br>服務信箱：service@showwe.com.tw<br>http://www.showwe.com.tw |
| 郵政劃撥 | 19563868　戶名：秀威資訊科技股份有限公司 |
| 展售門市 | 國家書店【松江門市】<br>104 台北市中山區松江路209號1樓<br>電話：+886-2-2518-0207　傳真：+886-2-2518-0778 |
| 網路訂購 | 秀威網路書店：http://www.bodbooks.com.tw<br>國家網路書店：http://www.govbooks.com.tw9 |

| | |
|---|---|
| 出版日期 | 2014年11月　BOD一版 |
| 定　　價 | 280元 |



**Printed in Taiwan**

國家圖書館出版品預行編目

因為愛,我存在：一個癌症病人心情故事與一個亞斯伯格症青少年心靈圖畫 / 蕭正儀作；高依繪圖. -- 一版. -- 臺北市：新銳文創, 2014.11

面；　公分. -- (新銳生活)

BOD版

ISBN 978-986-5716-31-8 (平裝)

1. 癌症 2. 自閉症 3. 病人 4. 通俗作品

417.8　　103019362

# 讀者回函卡

感謝您購買本書，為提升服務品質，請填妥以下資料，將讀者回函卡直接寄回或傳真本公司，收到您的寶貴意見後，我們會收藏記錄及檢討，謝謝！

如您需要了解本公司最新出版書目、購書優惠或企劃活動，歡迎您上網查詢或下載相關資料：http:// www.showwe.com.tw

您購買的書名：________________________________

出生日期：________年________月________日

學歷：□高中（含）以下　□大專　□研究所（含）以上

職業：□製造業　□金融業　□資訊業　□軍警　□傳播業　□自由業

□服務業　□公務員　□教職　□學生　□家管　□其它______

購書地點：□網路書店　□實體書店　□書展　□郵購　□贈閱　□其他

您從何得知本書的消息？

□網路書店　□實體書店　□網路搜尋　□電子報　□書訊　□雜誌

□傳播媒體　□親友推薦　□網站推薦　□部落格　□其他__________

您對本書的評價：（請填代號　1.非常滿意　2.滿意　3.尚可　4.再改進）

封面設計____　版面編排____　內容____　文／譯筆____　價格____

讀完書後您覺得：

□很有收穫　□有收穫　□收穫不多　□沒收穫

對我們的建議：________________________________

________________________________

________________________________

________________________________

請貼
郵票

11466
台北市內湖區瑞光路 76 巷 65 號 1 樓

**秀威資訊科技股份有限公司** 收

BOD 數位出版事業部

(請沿線對折寄回,謝謝!)

姓　　名:＿＿＿＿＿＿＿＿　年齡:＿＿＿＿　性別:□女　□男

郵遞區號:□□□□□

地　　址:＿＿＿＿＿＿＿＿＿＿＿＿＿＿＿＿

聯絡電話:(日)＿＿＿＿＿＿＿＿　(夜)＿＿＿＿＿＿＿＿

E-mail:＿＿＿＿＿＿＿＿＿＿＿＿＿＿＿＿